Ferri临床诊疗指南
——实验室检查速查手册

Ferri's Clinical Advisor
Manual of Laboratory Tests and
Interpretation of Results

原　　　著　Fred F. Ferri
丛书主审　王福生
分册主审　邓新立
丛书主译　张　骅　徐国纲
分册主译　王科宇　阙一帆

U0197363

北京大学医学出版社

Ferri LINCHUANG ZHENLIAO ZHINAN——SHIYANSHI
JIANCHA SUCHA SHOUCE

图书在版编目（CIP）数据

Ferri 临床诊疗指南 . 实验室检查速查手册 /（美）
弗雷德·费里（Fred F. Ferri）原著；王科宇，阙一帆
主译 . —北京：北京大学医学出版社，2022.12
　　书名原文：Ferri's Clinical Advisor 2021
　　ISBN 978-7-5659-2693-8

　　Ⅰ.①F… 　Ⅱ.①弗… ②王… ③阙… 　Ⅲ.①实验室
诊断 　Ⅳ.①R

中国版本图书馆 CIP 数据核字（2022）第 134602 号

北京市版权局著作权合同登记号：图字：01-2021-1812

Ferri 临床诊疗指南——实验室检查速查手册

主　　译：王科宇　阙一帆
出版发行：北京大学医学出版社
地　　址：（100191）北京市海淀区学院路 38 号　北京大学医学部院内
电　　话：发行部 010-82802230；图书邮购 010-82802495
网　　址：http://www.pumpress.com.cn
E-mail：booksale@bjmu.edu.cn
印　　刷：北京信彩瑞禾印刷厂
经　　销：新华书店
责任编辑：高　瑾　董　梁　　责任校对：靳新强　　责任印制：李　啸
开　　本：889 mm×1194 mm　1/32　　印张：9.75　　字数：265 千字
版　　次：2022 年 12 月第 1 版　2022 年 12 月第 1 次印刷
书　　号：ISBN 978-7-5659-2693-8
定　　价：50.00 元
版权所有，违者必究
（凡属质量问题请与本社发行部联系退换）

分 册 主 审　邓新立

分 册 主 译　王科宇　阙一帆

分册副主译　龚美亮　徐国纲　王润生　孙　宇　孟　浩

译　　　者（按姓名汉语拼音排序）

付茂亮　东阿县人民医院

高　亭　咸阳市中心医院

葛　斌　成都市郫都区人民医院

龚美亮　中国人民解放军总医院第二医学中心

侯菊花　益阳医学高等专科学校附属医院

兰　霞　重庆大学附属肿瘤医院

刘孜卓　天津医科大学总医院

孟　浩　中国人民解放军总医院第二医学中心

秦亚录　成都市郫都区中医医院

阙一帆　中国人民解放军总医院第二医学中心

孙　宇　中国人民解放军驻京老干部服务管理局

王科宇　中国人民解放军总医院第二医学中心

王润生　中国人民解放军总医院第二医学中心

王淑兰　中山大学附属第七医院

徐国纲　中国人民解放军总医院第二医学中心

赵　瑞　赤峰市医院

朱　旖　南京医科大学附属老年医院

Allison Dillon
Thomas H. Dohlman
Stephen Dolter
David J. Domenichini
Kathleen Doo
James H. Dove
Andrew P. Duker
Shashank Dwivedi
Evlyn Eickhoff
Christine Eisenhower
Amani A. Elghafri
Pamela Ellsworth
Alan Epstein
Patricio Sebastian Espinosa
Danyelle Evans
Mark D. Faber
Matthew J. Fagan
Ronan Farrell
Timothy W. Farrell
Kevin Fay
Mariam Fayek
Jason D. Ferreira
Fred F. Ferri
Heather Ferri
Barry Fine
Staci A. Fischer
Tamara G. Fong
Yaneve Fonge
Michelle Forcier
Frank G. Fort
Glenn G. Fort
Justin F. Fraser
Gregory L. Fricchione
Michael Friedman
Daniel R. Frisch
Anthony Gallo
Mostafa Ghanim
Irene M. Ghobrial
Katarzyna Gilek-Seibert
Richard Gillerman
Andrew Gillis-Smith
Dimitri Gitelmaker
Alla Goldburt
Danielle Goldfarb
Jesse Goldman
Corey Goldsmith

Maheswara Satya Gangadhara Rao Golla
Caroline Golski
Helen B. Gomez
Avi D. Goodman
Paul Gordon
John A. Gray
Simon Gringut
Lauren Grocott
Stephen L. Grupke
Juan Guerra
Patan Gultawatvichai
David Guo
Priya Sarin Gupta
Nawaz K. A. Hack
Moti Haim
Sajeev Handa
M. Owais Hanif
Nikolas Harbord
Sonali Harchandani
Erica Hardy
Colin J. Harrington
Taylor Harrison
Brian Hawkins
Don Hayes
Shruti Hegde
Rachel Wright Heinle
Dwayne R. Heitmiller
Jyothsna I. Herek
Margaret R. Hines
Ashley Hodges
Pamela E. Hoffman
R. Scott Hoffman
Dawn Hogan
N. Wilson Holland
Siri M. Holton
Anne L. Hume
Zilla Hussain
Donny V. Huynh
Terri Q. Huynh
Sarah Hyder
Dina A. Ibrahim
Caitlin Ingraham
Nicholas J. Inman
Louis Insalaco
Ashley A. Jacobson
Koyal Jain

Vanita D. Jain
Fariha Jamal
Sehrish Jamot
Robert H. Janigian
Noelle Marie Javier
Michael Johl
Christina M. Johnson
Michael P. Johnson
Angad Jolly
Rebecca Jonas
Kimberly Jones
Shyam Joshi
Siddharth Kapoor
Vanji Karthikeyan
Joseph S. Kass
Emily R. Katz
Ali Kazim
Sudad Kazzaz
Sachin Kedar
A. Basit Khan
Bilal Shahzad Khan
Rizwan Khan
Sarthak Khare
Hussain R. Khawaja
Byung Kim
Robert M. Kirchner
Robert Kohn
Erna Milunka Kojic
Aravind Rao Kokkirala
Yuval Konstantino
Nelson Kopyt
Lindsay R. Kosinski
Katherine Kostroun
Ioannis Koulouridis
Timothy R. Kreider
Prashanth Krishnamohan
Mohit Kukreja
Lalathaksha Kumbar
David I. Kurss
Sebastian G. Kurz
Michael Kutschke
Peter LaCamera
Ann S. LaCasce
Ashley Lakin
Jayanth Lakshmikanth
Uyen T. Lam
Jhenette Lauder
Nykia Leach
David A. Leavitt
Kachiu C. Lee

Nicholas J. Lemme
Beth Leopold
Jian Li
Suqing Li
Donita Dillon Lightner
Stanley Linder
Kito Lord
Elizabeth A. Lowenhaupt
Curtis Lee Lowery III
David J. Lucier Jr.
Michelle C. Maciag
Susanna R. Magee
Marta Majczak
Shefali Majmudar
Gretchen Makai
Pieusha Malhotra
Eishita Manjrekar
Abigail K. Mansfield
Stephen E. Marcaccio
Lauren J. Maskin
Robert Matera
Kelly L. Matson
Maitreyi Mazumdar
Nadine Mbuyi
Russell J. McCulloh
Christopher McDonald
Barbara McGuirk
Jorge Mercado
Scott J. Merrill
Jennifer B. Merriman
Rory Merritt
Brittany N. Mertz
Robin Metcalfe-Klaw
Gaetane Michaud
Taro Minami
Hassan M. Minhas
Jared D. Minkel
Farhan A. Mirza
Hetal D. Mistry
Jacob Modest
Marc Monachese
Eveline Mordehai
Theresa A. Morgan
Aleem I. Mughal
Marjan Mujib
Shiva Kumar R. Mukkamalla
Vivek Murthy
Omar Nadeem
Catherine E. Najem
Hussain Mohammad H. Naseri

Uzma Nasir

Adrienne B. Neithardt

Peter Nguyen

Samantha Ni

Melissa Nothnagle

James E. Novak

Chloe Mander Nunneley

Emily E. Nuss

Gail M. O'Brien

Ryan M. O'Donnell

Adam J. Olszewski

Lindsay M. Orchowski

Sebastian Orman

Brett D. Owens

Paolo G. Pace

Argyro Papafilippaki

Lisa Pappas-Taffer

Marco Pares

Anshul Parulkar

Birju B. Patel

Devan D. Patel

Nima R. Patel

Pranav M. Patel

Saagar N. Patel

Shivani K. Patel

Shyam A. Patel

Brett Patrick

Grace Rebecca Paul

E. Scott Paxton

Mark Perazella

Lily Pham

Long Pham

Katharine A. Phillips

Christopher Pickett

Justin Pinkston

Wendy A. Plante

Kevin V. Plumley

Michael Pohlen

Sharon S. Hartman Polensek

Kittika Poonsombudlert

Donn Posner

Rohini Prashar

Amanda Pressman

Adam J. Prince

Imrana Qawi

Reema Qureshi

Nora Rader

Jeremy E. Raducha

Samaan Rafeq

Neha Rana

Gina Ranieri

Bharti Rathore

Ritesh Rathore

Neha P. Raukar

John L. Reagan

Bharathi V. Reddy

Chakravarthy Reddy

Snigdha T. Reddy

Anthony M. Reginato

Michael S. Reich

James P. Reichart

Daniel Brian Carlin Reid

Victor I. Reus

Candice Reyes

Harlan G. Rich

Rocco J. Richards

Nathan Riddell

Giulia Righi

Alvaro M. Rivera

Nicole A. Roberts

Todd F. Roberts

Gregory Rachu

Emily Rosenfeld

Julie L. Roth

Steven Rougas

Breton Roussel

Amity Rubeor

Kelly Ruhstaller

Javeryah Safi

Emily Saks

Milagros Samaniego-Picota

Radhika Sampat

Hemant K. Satpathy

Ruby K. Satpathy

Syeda M. Sayeed

Daphne Scaramangas-Plumley

Aaron Schaffner

Paul J. Scheel

Bradley Schlussel

Heiko Schmitt

Anthony Sciscione

Christina D. Scully

Peter J. Sell

Steven M. Sepe

Hesham Shaban

Ankur Shah

Kalpit N. Shah

Shivani Shah

Esseim Sharma

Yuvraj Sharma

Lydia Sharp
Charles Fox Sherrod IV
Jessica E. Shill
Philip A. Shlossman
Asha Shrestha
Jordan Shull
Khawja A. Siddiqui
Lisa Sieczkowski
Mark Sigman
James Simon
Harinder P. Singh
Divya Singhal
Lauren Sittard
Irina A. Skylar-Scott
John Sladky
Brett Slingsby
Jeanette G. Smith
Jonathan H. Smith
Matthew J. Smith
U. Shivraj Sohur
Vivek Soi
Rebecca Soinski
Maria E. Soler
Sandeep Soman
Akshay Sood
C. John Sperati
Johannes Steiner
Ella Stern
Philip Stockwell
Padmaja Sudhakar
Jaspreet S. Suri
Elizabeth Sushereba
Arun Swaminathan
Joseph Sweeney
Wajih A. Syed
Maher Tabba
Dominick Tammaro
Alan Taylor
Tahir Tellioglu
Edward J. Testa
Jigisha P. Thakkar
Anthony G. Thomas
Andrew P. Thome
Erin Tibbetts
Alexandra Meyer Tien
David Robbins Tien
Helen Toma
Iris L. Tong
Brett L. Tooley

Steven P. Treon
Thomas M. Triplett
Hiresh D. Trivedi
Vrinda Trivedi
Margaret Tryforos
Hisashi Tsukada
Joseph R. Tucci
Sara Moradi Tuchayi
Melissa H. Tukey
Junior Uduman
Sean H. Uiterwyk
Nicole J. Ullrich
Leo Ungar
Bryant Uy
Babak Vakili
Emily Van Kirk
Jennifer E. Vaughan
Emil Stefan Vutescu
Brent T. Wagner
J. Richard Walker III
Ray Walther
Connie Wang
Danielle Wang
Jozal Waroich
Emma H. Weiss
Mary-Beth Welesko
Adrienne Werth
Matthew J. White
Paul White
Estelle H. Whitney
Matthew P. Wicklund
Jeffrey P. Wincze
John P. Wincze
Marlene Fishman Wolpert
Tzu-Ching (Teddy) Wu
John Wylie
Nicole B. Yang
Jerry Yee
Gemini Yesodharan
Agustin G. Yip
John Q. Young
Matthew H. H. Young
Reem Yusufani
Caroline Zahm
Evan Zeitler
Talia Zenlea
Mark Zimmerman
Aline N. Zouk

Ferri's Clinical Advisor 2021 一书的主编 Fred F. Ferri 博士是美国布朗大学（Brown University）阿尔伯特医学院的社区卫生临床医学教授，也是众多医学院的客座教授。在过去的 25 年里，他一直是美国最畅销的医学作家，著有 30 多部医学著作，许多著作被翻译成多种语言，在国际上享有盛誉。此外，他在布朗大学曾获得多项杰出的学术荣誉，包括布朗大学卓越教学奖和迪恩教学奖。由于 Fred F. Ferri 博士对患者的奉献精神，获得了美国医学会颁发的医生认可奖和美国老年医学会颁发的老年医学认可奖。

Ferri's Clinical Advisor 2021 一书详细描述了 988 种医学障碍和疾病，涉及呼吸、感染、心血管、消化、肾病、免疫与风湿、血液、肿瘤、内分泌与代谢、妇产科、骨科、神经、精神、急诊等 10 余个学科，涵盖的医学主题总数超过了 1200 个，包括数以千计的插图、流程图、表格，足以称为医学百科全书，具有很强的可读性、适用性和实用性。

张骅和徐国纲作为丛书主译携手国内数十家大学附属医院、教学医院团队，在翻译过程中查遗补漏、学术纠错、规范用语、润色文字，努力做到信、达、雅。

"独立之精神，自由之思想"是中国现代集历史学家、古典文学研究家、语言学家、诗人于一身的陈寅恪先生的信仰，亦是他一生的追求，这也应成为我们每一位医者的信仰。

寰视宇内，唯有书香。我想，当我们的大学培育出像本书众多审译者一样的具有"独立之精神，自由之思想"信仰之人渐多时，其国家乃具有向前发展之希望。

在中文版 Ferri 临床诊疗指南系列丛书即将出版之际，我愿本书能为广大医学界同仁的临床诊疗工作带来极大裨益和提升。

王福生
中国科学院院士
解放军总医院第五医学中心感染病诊疗与研究中心主任
国家感染性疾病临床医学研究中心主任

2021 年 2 月

由美国布朗大学阿尔伯特医学院 Fred F. Ferri 教授主编的 *Ferri's Clinical Advisor 2021* 一书详细描述了 988 种医学障碍和疾病，涉及呼吸、感染、心血管、消化、肾病、免疫与风湿、血液、肿瘤、内分泌与代谢、妇产科、骨科、神经、精神、急诊等 10 余个学科，涵盖的医学主题总数超过了 1200 个，包括数以千计的插图、流程图、表格，具有很强的可读性、适用性和实用性。由于其为广而博的医学专著，且受限于篇幅，故书中对一些疾病知识点以高度总结的形式展示，同时也给读者留下了自我拓展的空间，并且在每一章后都有推荐阅读以飨读者。

本书的审译者来自国内数十家大学附属医院、教学医院。翻译之初我们统一规范了翻译的整体基本要求、版式规范要求、内容规范要求，并制订了英文图书审校四大原则（查遗补漏、学术纠错、规范用语、润色文字），努力做到信、达、雅。诸位同道在临床、科研工作之余，耐心、细致地完成了翻译、审校工作，但在翻译中，由于英语和汉语表达方式的差异，瑕疵在所难免，恳请各位读者不吝赐教，以便审译者不断改进与提高。希望本书的中文版能够帮助到每一位渴望提高医疗质量、造福患者的临床医生。

感谢北京大学医学出版社、爱思唯尔（Elsevier）出版集团及原作者 Fred F. Ferri 教授对我们的信任，授予我们翻译的机会，以及翻译过程中给予我们的持续帮助。

感谢翻译团队每一位成员的努力付出，也感谢我们的家人给予我们的理解与支持。

张　骅　徐国纲

2021 年 1 月

随着时代和科学的进步和发展，临床实践正在以日新月异的速度得到补充和拓展。近年来，随着基础医学和临床医学研究的深入，各种新型技术，特别是分子诊断、生物信息和计算机等学科在医学检验领域中的渗透应用，使其内容不断拓宽和深化。检验医学作为最重要的临床辅助手段之一，在临床疾病诊断、病情和疗效监测、早期预警和预后判断发挥着重要的作用。实验室检查是检验医学的主要组成部分，是临床实践与流行病学的结晶，其每一项数据都是对成百上千份样本化验的归纳与总结，在指导临床诊疗工作中发挥着重要作用。

Ferri's Clinical Advisor 2021 一书以独特的视角较为全面地阐述了相关疾病的诊疗，恰到好处地将学科内容进行了凝练，重点突出了各种疾病及实验室检查的特点，旨在提供一种快速和有效的方式来识别重要的临床信息，并在患者管理中提供实用的指导。本手册，作为实验室检查速查手册，包含了 300 多项常用的实验室检查，不仅对每个检查项目做了充分介绍，更详细分析列举了各项检查的临床意义，希望能帮助临床医生合理选择检验项目，正确解释检验结果。

《Ferri 临床诊疗指南——实验室检查速查手册》的译者来自国内十余家高校附属医院、教学医院的硕博团队，且多为具有丰富经验的临床工作者，其中中国人民解放军总医院负责了大部分审译工作。审译团队在原文基础上，按照翻译的统一规范要求，结合检验医学的现状与发展，查缺补漏，规范用语，力求中英文内涵统一，本手册是审译团队每一位参与者的心血，也是向各位读者的献礼。在此向所有参与本书审译及出版的工作者表示衷心的感谢，也向各位读者致以最诚挚的问候！

在临床工作中，不管是从医数十载的老专家，还是初出茅庐的一线医生，对待每一个患者都应像侦探破案一样，逐因逐症进行分析，抓住每一条蛛丝马迹，实验室检查结果常常是我们容易忽略的线索，而真正对每一项检验做出正确的诠释也不是件易事。学会抓住每一条线索是临床工作破案的核心所在，学好实验室检查则是抓好线索的根基。在此愿每一位同道都能从本书中有所收获，在漫漫行医路途中熠熠生辉！

邓新立

中国人民解放军总医院第二医学中心

2022 年 5 月

《Ferri 临床诊疗指南——实验室检查速查手册》包含了 300 多项常用的实验室检查，在每个项目下依次对该项目的定义、检查的正常范围及异常情况做了详细阐述，基本涵盖了临床工作中所有的常见问题，希望能为广大读者提供临床上的帮助，丰富临床实践，提供新的诊疗方向。

由于本书针对的原始人群为美国患者，由于地区、人种、环境等差异，在某些项目中数值会出现与中国人不符的情况，另外正常范围在不同实验室也可能会有些许差别。因此临床工作中应以进行此检查的实验室给出的正常参考范围为准。我们将尽最大努力阐述和定义适应临床的实验室检查结果，但同样也应结合临床情况，因实际而异。

为方便检索，本手册根据实验室检查项目英文名称首字母进行排序，部分内容可能并不连贯，这也是本手册的特点之一。本手册同时还包含了大量的图表，详细阐释了不同情境下的处理流程，不管是初入医职还是久经医场的医师，都能借以丰富自己的临床实践，丰富自己的诊疗思路。另由于图表的译制由多所医院的优秀的医疗团队完成，风格或许会有细微的差别，但不会影响其内容及原意表达，也请读者们在阅读过程中多多提出修改建议，以使本书更臻完善。

本手册审译者来自国内多所医疗机构及医学研究团队，在严格的标准下译制完成，工作量大且时间紧促。本手册是所有审译人员兢兢业业的成果，在此再次向所有审译人员表示衷心的感谢。同时也感谢北京大学医学出版社、爱思唯尔（Elsevier）出版集团及原作者 Fred F. Ferri 教授对翻译团队的信任和支持，也在此向各位读者致以最诚挚的问候！衷心祝愿各位读者能从本书中有所收获，更臻精益！

译者团队

本丛书旨在为医生和相关卫生专业人员提供一个清晰而简明的参考。其便于使用的体例可使读者能快速有效地识别重要的临床信息，并提供患者管理的实用指导。

多年来，前几版的巨大成功和众多同行的热情评论均为本丛书带来了积极的变化。每一部分都比之前的版本有了很大的扩展，使本丛书项目涵盖的医学主题总数已超过 1200 个。最新版本又增加了数百个新插图、表格和框，以增强对临床重要事件的记忆。所有主题中均提供了便于加快索赔提交和医保报销的国际疾病分类标准编码 ICD-10CM 编码。

各系统诊疗速查手册详细描述了 988 种医学障碍和疾病（最新版本新增 25 个主题），突出显示关键信息，并附有临床图片以进一步说明特定的医疗状况，以及列出相关的 ICD-10CM 编码。大多数参考文献均为当前同行评议的期刊文章，而不是过时的教科书和陈旧的综述文章。

各系统诊疗速查手册中的主题采用以下结构化方法展示：

1. 基本信息（定义、同义词、ICD-10CM 编码、流行病学和人口统计学、体格检查和临床表现、病因学）
2. 诊断（鉴别诊断、评估、实验室检查、影像学检查）
3. 治疗（非药物治疗、急性期治疗 / 常规治疗、慢性期治疗 / 长期管理、预后 / 处理、转诊）
4. 重点和注意事项（专家点评及推荐阅读）

《Ferri 临床诊疗指南——临床常见疾病诊疗流程图》包括 150 多种用以指导和加速评估及治疗的临床流程图，2021 年版我们继续更新流程，以提高可读性。医生们普遍认为这部分内容在当今的管理式医疗环境中特别有价值。

《Ferri 临床诊疗指南——实验室检查速查手册》包括正常的实验室检查参考值和对常用实验室检查结果的解释。通过提供对异常结果的解释，促进了对医学疾病的诊断，并进一步增加了本丛书全面的"一站式"性质，最新版还增加了新的插图和表格。

我认为我们已经创造了一个与现有图书有显著差别的先进的信息系统。这些内容为读者提供了巨大的价值。我希望本丛书便于使用的形式、众多独特的功能及不断更新的特点能够使其成为对初级保健医生、医学生、住院医师、专科医师和相关卫生专业人员均有价值的医学参考书籍。

Fred F. Ferri, MD, FACP

临床教授

布朗大学沃伦·阿尔伯特医学院

美国罗得岛州

感谢我的儿子 Vito F. Ferri 博士和 Christopher A. Ferri 博士，以及我的儿媳 Heather A. Ferri 博士的帮助和大力支持，感谢我的妻子 Christina，感谢她在书稿撰写过程中的耐心支持。特别感谢所有为本书提供宝贵意见的读者，是他们的建议帮助本书得以成为医学领域的畅销书。

Fred F. Ferri, MD, FACP
临床教授
布朗大学沃伦·阿尔伯特医学院
美国罗得岛州

本手册包含300多项常用的实验室检查，我们按照实验室检查项目英文名称首字母进行排序并按照以下格式和顺序对不同实验室检查进行讨论：

1. 实验室检查项目介绍。

2. 成年人群中的正常范围。现行（传统）参考区间，国际制（système internationale，SI）参考区间、转换系数（conversion factor，CF）和建议最小增量（suggested minimum increment，SMI）将依次列出。

3. 常见异常情况，如阳性结果、高值或低值。

4. 异常结果的原因。

正常范围在不同实验室可能会有些许差别。临床工作中应以进行此检查的实验室给出的正常参考范围为准。我们将尽最大努力阐述和定义适应临床的实验室检查结果，但同样也应结合临床情况，因实际而异。

实验室检查 A
A section

高亭　赵瑞　译　王科宇　龚美亮　审校

ACE Level
血管紧张素转换酶水平

见 "Angiotensin-Converting Enzyme（ACE level）血管紧张素转换酶（ACE 水平）"

Acetone（serum or plasma）
丙酮（血清或血浆）

正常：阴性

升高原因：糖尿病酮症酸中毒（DKA），饥饿，异丙醇摄入

Acetylcholine Receptor（AChR）**Antibody**
乙酰胆碱受体（AChR）抗体

正常：< 0.03 nmol/L

升高原因：重症肌无力。AChR 浓度的变化与泼尼松和免疫抑制剂治疗后以及治疗期间重症肌无力的临床严重程度相关。兰伯特-伊顿综合征患者可表现为 AChR 抗体假阳性。

Acid-Base Reference Values
酸碱参考值

见表 1，表 2，表 3。

Acid Phosphatase（serum）
酸性磷酸酶（血清）

正常：0 ～ 0.5 U/L［0 ～ 90 nkat/L（CF：16.67；SMI：2 nkat/L）］

升高原因：前列腺癌，其他肿瘤（乳腺、骨），佩吉特病，成骨不全症，骨恶性侵袭，戈谢病，多发性骨髓瘤，骨髓增生性疾病，良性前列腺肥大，前列腺触诊或手术，甲状旁腺功能亢进，肝病，慢性肾衰竭，特发性血小板减少性紫癜，支气管炎

Acid Serum Test
酸血清试验

见 "Ham Test（acid serum test）哈姆试验（酸化血清溶血试验）"

表1 动脉和静脉血浆或血清的常用酸碱参考值（各种来源的平均值）

	动脉		静脉	
	常规单位	国际制单位	常规单位	国际制单位
pH	7.40（7.35～7.45）	7.40（7.35～7.45）	7.37（7.32～7.42）	7.37（7.32～7.42）
PCO_2	40 mmHg（35～45）	5.33 kPa（4.67～6.10）	45 mmHg（45～50）	6.10 kPa（5.33～6.67）
PO_2	80～100 mmHg	10.66～13.33 kPa	40 mmHg（37～43）	5.33 kPa（4.93～5.73）
HCO_3^-（CO_2 结合力）	24 mEq/L（20～28）	24 mmol/L（20～28）	26 mEq/L（22～30）	26 mmol/L（22～30）
CO_2 含量	25 mEq/L（22～28）	25 mmol/L（22～28）	27 mEq/L（24～30）	27 mmol/L（24～30）

From Ravel R：Clinical laboratory medicine，ed 6，St Louis，1995，Mosby.

表2 原发性单纯性呼吸性和代谢性酸碱紊乱 * 疾病的实验室检查结果

疾病	PCO_2	pH	碱剩余
急性原发呼吸功能减退（呼吸性酸中毒）	升高	降低	正常 / 正
急性原发呼吸功能亢进（呼吸性碱中毒）	降低	升高	正常 / 负
无代偿性代谢性酸中毒	正常	降低	负
无代偿性代谢性碱中毒	正常	升高	正
部分代偿性代谢性酸中毒	降低	降低	负
部分代偿性代谢性碱中毒	升高	升高	正
慢性原发呼吸功能减退（代偿性呼吸性酸中毒）	升高	正常	正
完全代偿性代谢性碱中毒	升高	正常	正
慢性原发呼吸功能亢进（代偿性呼吸性碱中毒）	降低	正常	负
完全代偿性代谢性酸中毒	降低	正常	负

* 碱剩余结果＜－22 或＞＋12。

From Ravel R：Clinical laboratory medicine，ed 6，St Louis，1995，Mosby.

表 3　单纯性酸碱失衡与适当的代偿反应

原发性酸碱失衡	原发缺陷	对 pH 的影响	代偿反应	预期代偿范围	代偿上限
呼吸性酸中毒	肺泡通气不足 ($\uparrow PCO_2$)	$\downarrow$	$\uparrow$肾 HCO_3^- 重吸收 ($HCO_3^- \uparrow$)	急性: ΔPCO_2 每升高 10 mmHg, $\Delta[HCO_3^-] = +1$ mEq/L 慢性: ΔPCO_2 每升高 10 mmHg, $\Delta[HCO_3^-] = +4$ mEq/L	$[HCO_3^-] = 38$ mEq/L $[HCO_3^-] = 45$ mEq/L
呼吸性碱中毒	肺泡过度通气 ($\downarrow PCO_2$)	$\uparrow$	$\downarrow$肾 HCO_3^- 重吸收 ($HCO_3^- \downarrow$)	急性: ΔPCO_2 每降低 10 mmHg, $\Delta[HCO_3^-] = -2$ mEq/L 慢性: ΔPCO_2 每降低 10 mmHg, $\Delta[HCO_3^-] = -5$ mEq/L	$[HCO_3^-] = 18$ mEq/L $[HCO_3^-] = 15$ mEq/L
代谢性酸中毒	HCO_3^- 的丢失或 H^+ 的增多 ($\downarrow HCO_3^-$)	$\downarrow$	肺泡过度换气导致$\uparrow$肺 CO_2 排泄 ($\downarrow PCO_2$)	$PCO_2 = 1.5[HCO_3^-] + 8 \pm 2$ $PCO_2 = $ pH 后两位$\times 100$ $PCO_2 = 15 + [HCO_3^-]$	$PCO_2 = 15$ mmHg
代谢性碱中毒	HCO_3^- 的增多或 H^+ 丢失 ($\uparrow HCO_3^-$)	$\uparrow$	肺泡通气不足导致$\downarrow$肺 CO_2 排泄 ($\uparrow PCO_2$)	$\Delta[HCO_3^-]$ 每升高 1 mEq/L, $PCO_2 = +0.6$ mmHg, $PCO_2 = 15 + [HCO_3^-]$	$PCO_2 = 55$ mmHg

From Vincent JL et al: Textbook of critical care, ed 7, Philadelphia, 2017, Elsevier. Adapted and updated from Bidani A, Tauzon DM, Heming TA: Regulation of whole body acid-base balance. In DuBose TD, Hamm LL (eds): Acid base and electrolytes disorders: a companion to Brenner and Rector's the kidney, Philadelphia, 2002, WB Saunders, p. 1-21.

Activated Clotting Time（ACT）
活化凝血时间

正常：该测试用于确定硫酸鱼精蛋白的剂量，以监测肝素在血管成形术、心脏手术和血液透析期间的抗凝效果。心肺转流术期间可接受的结果通常是 400 ～ 500 s。

Activated Partial Thromboplastin Time（APTT，aPTT）
活化部分凝血活酶时间（APTT）

见"Partial Thromboplastin Time（PTT），Activated Partial Thromboplastin Time（APTT）部分促凝血酶原时间（PTT），活化部分凝血活酶时间（APTT）"

Adrenocorticotropic Hormone（ACTH）
促肾上腺皮质激素（ACTH）

正常：9 ～ 52 pg/ml。表 4 描述了在不同的肾上腺疾病中血清 ACTH 和皮质醇水平的变化规律。

表 4　不同的肾上腺疾病中血清 ACTH 和皮质醇水平的变化

健康状况	皮质醇	ACTH	小剂量地塞米松抑制	大剂量地塞米松抑制	病变部位
肾上腺正常	正常	正常	N/A	N/A	无
原发性肾上腺皮质功能减退	低	高	N/A	N/A	肾上腺
继发性肾上腺皮质功能减退	低	低	N/A	N/A	垂体
原发性肾上腺皮质功能亢进——高皮质醇，低 ACTH	高	低	N/A	N/A	肾上腺
原发性肾上腺皮质功能亢进——高皮质醇，临界低 ACTH	高	临界低限	阳性	N/A	肾上腺
肾上腺增生引起的原发性肾上腺皮质功能亢进——高皮质醇，临界低 ACTH	高	临界低限	阴性	阳性	肾上腺
肾上腺腺瘤/癌引起的原发性高肾上腺皮质亢进——高皮质醇，临界低 ACTH	高	临界低限	阴性	阴性	肾上腺
继发性肾上腺皮质功能亢进	高	高	N/A	N/A	垂体

N/A，不适用。
From McPherson RA，Pincus MR：Henry's clinical diagnosis and management by laboratory methods, ed 23, St Louis, 2017, Elsevier.

升高原因：艾迪生病，异位产生 ACTH 的肿瘤，先天性肾上腺皮质增生症，纳尔逊综合征，垂体依赖性库欣病

降低原因：继发性肾上腺皮质功能不全，垂体功能减退，肾上腺皮质腺瘤或肾上腺癌

Alanine Aminopeptidase
丙氨酸氨肽酶

正常：男性 $1.11 \sim 1.71\ \mu g/ml$，女性：$0.96 \sim 1.52\ \mu g/ml$

升高原因：肝或胰腺疾病，饮酒，口服避孕药，恶性肿瘤，吸烟，妊娠

降低原因：流产

Alanine Aminotransferase（ALT，SGPT）
谷丙转氨酶（ALT，SGPT）

见图 1，一种用于评估 ALT 升高的流程。表 5 描述了肝病中肝功能检查的模式。

正常：$0 \sim 35\ U/L\ [0.058\ \mu kat/L（CF：0.02\ \mu kat/L）]$

升高原因：肝病（肝炎、肝硬化、瑞氏综合征），肝淤血，传染性单核细胞增多症，心肌梗死，心肌炎，严重的肌肉外伤，皮肌炎或多发性肌炎，肌营养不良，药物（抗生素、麻醉性镇痛药、降压药、肝素、拉贝洛尔、他汀类药物、非甾体抗炎药、胺碘酮、氯丙嗪、苯妥英），恶性肿瘤，肾和肺梗死，癫痫，子痫，肝衰竭

Albumin（serum）
白蛋白（血清）

正常：$4 \sim 6\ g/dl\ [40 \sim 60\ g/L（CF：10；SMI：1\ g/L）]$

升高原因：脱水（相对增加）

降低原因：肝病，肾病综合征，营养不良，静脉快速补液，蛋白丢失性肠病（如炎症性肠病），重度烧伤，瘤形成，慢性炎症，妊娠，口服避孕药，长期制动，淋巴瘤，维生素 A 过多症，慢性肾小球肾炎

Alcohol Dehydrogenase
醇脱氢酶

正常：$0 \sim 7\ U/L$

升高原因：药物诱发的肝细胞损伤，梗阻性黄疸，恶性肿瘤，

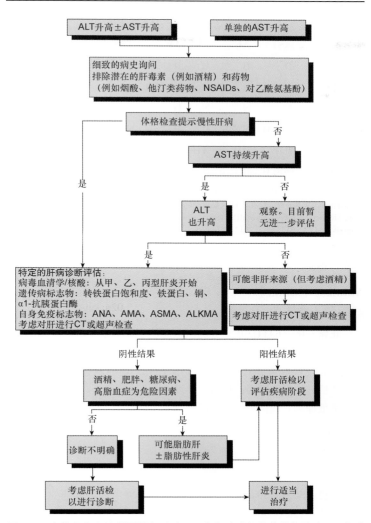

图1　无症状患者血清谷丙转氨酶（ALT）和（或）谷草转氨酶（AST）水平升高的评估流程。 ALKMA，抗肝 / 肾微粒体抗体；AMA，抗线粒体抗体；ANA，抗核抗体；ASMA，抗平滑肌抗体；CT，计算机断层成像；NSAIDs，非甾体抗炎药〔Modified from Goldman L, Ausiello D（eds）：Cecil textbook of medicine, ed 24, Philadelphia, 2012, WB Saunders.〕

表 5 肝功能检查的六种基本模式

健康状况	AST	ALT	LD	AP	TP	白蛋白	胆红素	氨
1. 肝炎	H	H	H	H	N	N	H	
2. 肝硬化	N	N	N	N～sl H	L	L	H	H
3. 胆道梗阻	N	N	N	H	N	N	H	N
4. 占位性病变	N 或 H	N 或 H	N 或 H	H	N	N	N～H	N
5. 淤血	sl H	sl H	sl H	N～sl H	N	N	N～sl H	N
6. 暴发性衰竭	非常 H	H	H	H	N	L	L	H

ALT，谷丙转氨酶；AP，碱性磷酸酶；AST，谷草转氨酶；H，高；L，低；LD，乳酸脱氢酶；N，正常；sl，轻度；TP，总蛋白。

From McPherson RA，Pincus MR：Henry's clinical diagnosis and management by laboratory methods，ed 23，St Louis，2017，Elsevier.

炎症，感染

Aldolase（serum）
醛缩酶（血清）

正常： 0 ～ 6 U/L［0 ～ 100 nkat/L（CF：16.67；SMI：20 nkat/L）］

升高原因： 肌营养不良，横纹肌溶解，皮肌炎 / 多发性肌炎，旋毛虫病，急性肝炎和其他肝病，心肌梗死，前列腺癌，出血性胰腺炎，坏疽，震颤性谵妄，烧伤

降低原因： 肌肉量减少，肌肉营养不良晚期

Aldosterone
醛固酮

正常：

卧位：50 ～ 150 ng/L

立位：150 ～ 300 ng/L

新生儿中醛固酮水平最高，随着年龄增长下降到成人水平。正常的肾素–血管紧张素–醛固酮轴如图 2 所示。

升高原因： 原发性醛固酮增多症，继发性醛固酮增多症，假性原发性醛固酮增多症。表 6 具体辨析了醛固酮增多症的各种原因。

降低原因：

高血压患者：糖尿病，特纳综合征，急性酒精中毒，过度分泌脱氧皮质酮、皮质酮和 18- 羟基皮质酮

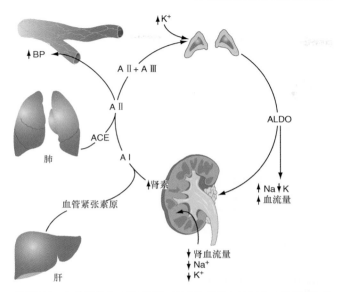

图 2　正常的肾素-血管紧张素-醛固酮轴。肾分泌的肾素从肝产生的肾素底物（血管紧张素原）中裂解血管紧张素 I（AI）。血管紧张素转换酶（ACE）主要在肺部将血管紧张素转换为血管紧张素 II（AII）。血管紧张素 II 可增加外周血管阻力，并与血管紧张素 III（AIII）一起刺激醛固酮（ALDO）的分泌，从而导致钠潴留和血浆容量增加［Adapted from Stewart PM：The adrenal cortex. In Larsen PR et al（eds）：Williams textbook of endocrinology，ed 10，Philadelphia，2003，WB Saunders，p 499. McPherson RA，Pincus MR：Henry's clinical diagnosis and management by laboratory methods，ed 23，St Louis，2017，Elsevier.］

表 6　醛固酮增多症的各种病因辨析

疾病	醛固酮	肾素	血清 K+
原发性醛固酮增多症	↑	↓	↓
肾素瘤	↑	↑	↓—N
地塞米松抑制性醛固酮增多症	↑	↓	↓
肾血管性高血压	N—↑	N—↑	↓—N
巴特综合征	↑	↑	↓
利尿剂，充血性心力衰竭，肝硬化，肾病综合征	↑	↑	N—↓

N，正常。

From McPherson RA，Pincus MR：Henry's clinical diagnosis and management by laboratory methods，ed 23，St Louis，2017，Elsevier.

无高血压的患者：艾迪生病，肾素缺乏引起的醛固酮减少症，单一性醛固酮缺乏症。表 7 辨析了醛固酮减少症的各种原因。

表 7　醛固酮减少症的病因辨析

疾病	醛固酮	肾素	血清 K⁺
艾迪生病	↓	↑	↑
库欣综合征	↓	↓	N 或 ↓
利德尔综合征	↓	↓	↓
低肾素血症醛固酮减少症	↓	↓	↑
盐皮质激素分泌增多	↓	↓	↑
单一性醛固酮减少症	↓	↑	↑

N，正常。

From McPherson RA，Pincus MR：Henry's clinical diagnosis and management by laboratory methods，ed 23，St Louis，2017，Elsevier.

Alkaline Phosphatase（ALP）（serum）
碱性磷酸酶（ALP）（血清）

图 3 探讨一般情况下 ALP 升高的检查流程。

图 4 探讨无症状患者 ALP 升高的检查流程。

正常： 30 ～ 120 U/L［0.5 ～ 2 μkat/L（CF：0.01667；SMI：0.1 μkat/L）］

升高原因：

肝和胆道源性疾病

肝外胆管梗阻

肝内胆管梗阻

肝细胞急性损伤

肝淤血

药物性肝损伤

占位性病变

原发性胆汁性肝硬化

脓毒症

骨源性（成骨细胞过度活跃）

生理（快速）骨骼生长（童年和青春期）

伴有成骨反应的转移性肿瘤

骨折愈合

骨佩吉特病

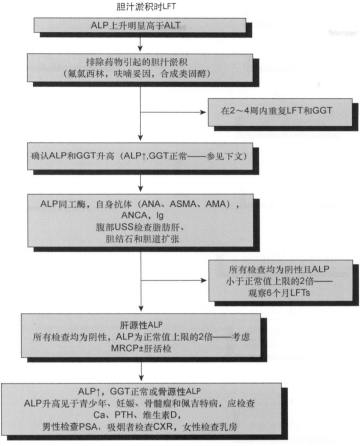

图 3　一般情况下 ALP 升高原因的检查流程。AMA，抗线粒体抗体；ANA，抗核抗体；ANCA，抗中性粒细胞胞质抗体；ASMA，抗平滑肌抗体；CXR，胸部 X 线片；GGT，γ-谷氨酰转肽酶；Ig，免疫球蛋白；LFT，肝功能检查；MRCP，磁共振胆胰管成像；PSA，前列腺特异性抗原；PTH，甲状旁腺激素；USS，超声扫描（From Fillit HM：Brocklehurst's textbook of geriatric medicine and gerontology，ed 8，Philadelphia，2017，Elsevier.）

毛细血管内皮源性

肉芽组织形成（活动性）

胎盘源性

妊娠

一些肠胃外白蛋白制剂

11

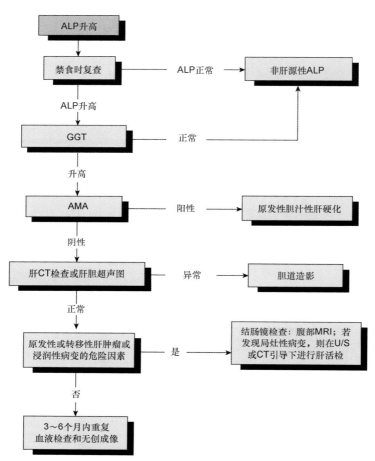

图 4 无症状患者血清碱性磷酸酶（ALP）水平升高的检查流程。AMA，抗线粒体抗体；CT，计算机断层成像；GGT，γ- 谷氨酰转肽酶；MRI，磁共振成像；U/S，超声成像〔Modified from Goldman L，Ausiello D（eds）：Cecil textbook of medicine，ed 24，Philadelphia，2012，WB Saunders.〕

其他

甲状腺毒症

良性一过性高磷血症

原发性甲状旁腺功能亢进

降低原因：甲状腺功能减退，恶性贫血，低磷血症，维生素 D 过多症，营养不良

Alpha-1-Antitrypsin（serum）
α1- 抗胰蛋白酶（血清）

正常：110 ～ 140 mg/dl
降低原因：纯合子或杂合子缺陷

Alpha-1-Fetoprotein（serum）
甲胎蛋白（血清）

见"α-1 Fetoprotein α-1 胎蛋白"

ALT

见"Alanine Aminotransferase（ALT，SGPT）谷丙转氨酶（ALT，SGPT）"

Aluminum（serum）
铝（血清）

正常：0 ～ 6 ng/ml
升高原因：透析，肠外营养，工业暴露引起的慢性肾衰竭

AMA

见"Antimitochondrial Antibody（AMA，mitochondrial antibody）抗线粒体抗体（AMA，线粒体抗体）"

Amebiasis Serologic Test
阿米巴病血清试验

试验描述：该检测用于诊断溶组织阿米巴引起的阿米巴病。急性期和恢复期血清滴度检测间隔 1 ～ 3 周。滴度增加 4 倍是最具指示性的结果。

Aminolevulinic Acid（δ-ALA）（24-hr urine collection）
δ- 氨基 -γ- 酮戊酸（δ-ALA）（24 h 尿液收集）

正常：每日 1.5 ～ 7.5 mg
升高原因：急性卟啉病，铅中毒，糖尿病酮症酸中毒（DKA），妊娠，抗惊厥药，遗传性酪氨酸血症
降低原因：酒精性肝病

Ammonia（serum）
氨（血清）

高氨血症的鉴别诊断见框 1。
儿科患者高氨血症的诊断流程见图 5。

框 1　高氨血症的鉴别诊断

急性肝衰竭
慢性肾病
吸烟
肝硬化
消化道出血
先天性新陈代谢病
　脯氨酸代谢异常
　尿素循环缺陷（如氨甲酰磷酸合成酶 I 缺乏症，鸟氨酸氨甲酰基转移酶
　　缺乏症，精氨琥珀酸裂合酶缺乏症，N- 乙酰谷氨酸合成酶缺乏症）
药物 / 毒素
　酒精
　利尿剂（如乙酰唑胺）
　麻醉性镇痛药
　丙戊酸
肌肉劳损及缺血
门体分流术
采血技术和条件
　高体温
　高蛋白饮食
止血带使用

From Feldman M et al: Sleisenger and Fordtran's gastrointestinal and liver disease, ed 10, Philadelphia, 2016, Elsevier.

Amylase（serum）
淀粉酶（血清）

正常：0 ～ 130 U/L［0 ～ 2.17 μkat/L（CF：0.01667；SMI：0.01 μkat/L）］

升高原因：急性胰腺炎，胰腺肿瘤，脓肿，假性囊肿，腹水，巨淀粉酶血症，消化性溃疡穿孔，肠梗阻，肠梗死，急性胆囊炎，阑尾炎，异位妊娠破裂，唾液腺炎，腹膜炎，烧伤，糖尿病酮症酸中毒，肾功能不全，药物（吗啡），癌症（肺、食管、卵巢），急性酒精摄入，腮腺炎，前列腺肿瘤，内镜逆行胰胆管造影术后，暴食症，神经性厌食（表 8）

降低原因：慢性胰腺炎晚期，肝坏死，囊性纤维化

Amylase（urine）
淀粉酶（尿液）

见"Urine Amylase 尿淀粉酶"

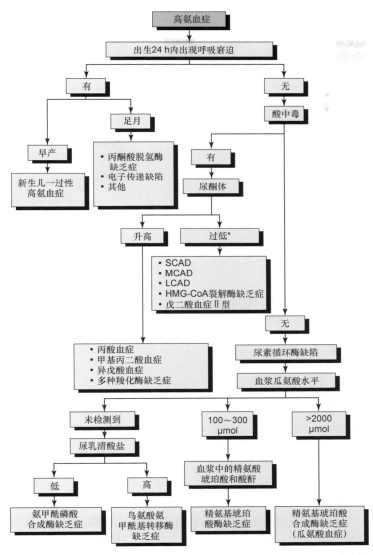

图 5　儿科患者高氨血症的鉴别诊断。* 表明有症状的低血糖症中尿酮体含量过低。HMG-CoA，羟甲基戊二酰辅酶 A；LCAD，长链酰基辅酶 A 脱氢酶；MCAD，中链酰基辅酶 A 脱氢酶；SCAD，短链酰基辅酶 A 脱氢酶（From Custer JW，Rau RE：The Harriet Lane handbook，ed 18，St Louis，2009，Mosby.）

表 8 高淀粉酶血症鉴别诊断

胰腺疾病

- 急性或慢性胰腺炎
- 胰腺炎并发症（假性囊肿，腹水，脓肿）
- 假性胰腺炎

唾液腺疾病

- 腮腺炎（流行性腮腺炎，金黄色葡萄球菌、巨细胞病毒、HIV、EB 病毒感染）
- 涎腺炎（牙石，辐射）
- 进食障碍（神经性厌食症，暴食症）

腹内疾病

- 胆道疾病（胆石症）
- 消化性溃疡穿孔
- 腹膜炎
- 肠梗阻
- 阑尾炎

系统性疾病

- 代谢性酸中毒（糖尿病，休克）
- 肾功能不全，移植
- 烧伤
- 妊娠
- 药物（吗啡）
- 头部受伤
- 心肺转流术

HIV，人类免疫缺陷病毒。

From Kliegman RM：Nelson textbook of pediatrics，ed 21，Philadelphia，2020，Elsevier.

Amyloid A Protein（serum）
淀粉样蛋白 A（血清）

正常：$< 10 \, \mu g/ml$

升高原因：炎症性疾病（急性期反应蛋白），感染，急性冠状动脉综合征，恶性肿瘤

ANA

见 "Antinuclear Antibody（ANA）抗核抗体（ANA）"

ANCA

见 "Antineutrophil Cytoplasmic Antibody（ANCA）抗中性粒细胞胞质抗体（ANCA）"

Androstenedione（serum）

雄烯二酮（血清）

正常：

男性：75 ～ 205 ng/dl

女性：85 ～ 275 ng/dl

升高原因：先天性肾上腺增生症，多囊卵巢综合征，异位产生 ACTH 的肿瘤，库欣综合征，多毛症，卵巢间质增生，卵巢肿瘤

降低原因：卵巢衰竭，肾上腺衰竭，镰状细胞贫血

Angiotensin Ⅱ

血管紧张素 Ⅱ

正常：10 ～ 60 pg/ml

升高原因：高血压，充血性心力衰竭（CHF），肝硬化，肾素分泌性肾肿瘤，血容量不足

降低原因：ACE 抑制剂，血管紧张素 Ⅱ 受体阻滞剂，原发性醛固酮增多症，库欣综合征

Angiotensin-Converting Enzyme（ACE level）

血管紧张素转换酶（ACE 水平）

正常：< 40 nmol/（ml·min）［< 670 nkat/L（CF：16.67；SMI：10 nkat/L）］

升高原因：结节病，原发性胆汁性肝硬化，酒精性肝病，甲状腺功能亢进，甲状旁腺功能亢进，糖尿病，淀粉样变性，多发性骨髓瘤，肺部疾病（石棉肺、矽肺、铍中毒、变应性肺泡炎、球孢子菌病），戈谢病，麻风

ANH

见 "Atrial Natriuretic Hormone（ANH）心房利钠激素（ANH）"

Anion Gap（AG）

阴离子隙（AG）

AG 是阳离子 Na^+，K^+ 与阴离子 Cl^- 和 HCO_3^- 之间的净变化差血浆中的电荷平衡见图 6。

见表 9，表 10，表 11。

正常：9 ～ 14 mEq/L

升高原因：乳酸酸中毒，酮症酸中毒（糖尿病、酗酒、饥饿），尿毒症（慢性肾衰竭），摄入毒素（三聚乙醛、甲醇、水杨酸盐、乙

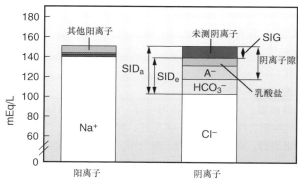

图6　血浆中的电荷平衡。"其他阳离子"包括Ca^{2+}和Mg^{2+}。强离子差（SID）始终为正（在血浆中），且SID减去有效SID（SID_e）必等于0。表观SID（SID_a）和SID_e之间的任何差异都是强离子隙（SIG），其代表未测量的阴离子。A^-，解离的弱酸浓度（From Ronco C：Critical care nephrology，ed 3，Philadelphia，2019，Elsevier.）

表9　用于估算未测离子量的方程

阴离子隙（AG）	$(Na^+ + K^+) - (Cl^- + HCO_3^-)$	正常值：12±mEq/L（有K^+）8±4 mEq/L（无K^+）
连接阴离子隙（cAG）	$(Na^+ + K^+) - \{Cl^- + HCO_3^- + 2[白蛋白（g/dl）] + 0.5[磷酸盐（mg/dl）] + 乳酸\}$ SI（所有单位 mEq/L）：$(Na^+ + K^+) - \{Cl^- + HCO_3^- + 0.2[白蛋白（g/L）] + 1.5[磷酸盐（mmol/L）] + 乳酸\}$	正常值：0±5 mEq/L
表观强离子差（SID_a）	$(Na^+ + K^+ + Ca^{2+} + Mg^{2+}) - (Cl^- + 乳酸)$	测得的强阳离子和阴离子之间的差异。浓度应以 mEq/L 表示（Ca^{2+} 和 Mg^{2+} 乘以 2 mmol/L）
有效强离子差（SID_e）	$HCO_3^- + [白蛋白（g/dl）] \times (0.123 \times pH - 0.631) + [PO_4^{2-}] \times (0.39 \times pH - 0.469)$	
强离子隙（SIG）	SID_a-SID_e	理论上应在危重患者中接近0，但通常为5（±5）

续表

$\Delta AG/\Delta HCO_3^-$（变化比）	$(cAG-cAG_{正常})/(24-HCO_3^-)$	正常值 0.8 ～ 1.6
渗透压间隙	测得渗透压 －{[1.86×Na$^+$] ＋葡萄糖（mg/dl）/18 ＋ BUN（mg/dl）/2.8 ＋乙醇（mg/dl）/4.6} SI（所有单位为 mmol/L）：测得渗透压 －{[1.86×Na$^+$] ＋葡萄糖＋尿素＋ 1.25× 乙醇}	通常≤ 19 mmol/L

BUN，血尿素氮；SI，强离子。

From Ronco C et al：Critical care nephrology，ed 3，Philadelphia，2019，Elsevier.

表 10　阴离子隙或强离子隙增加的原因

常见原因	乳酸酸中毒 *
	L- 乳酸（缺氧和非缺氧）
	D- 乳酸（短肠综合征）
	肾衰竭
	酮症酸中毒
	糖尿病
	酗酒
	饥饿
	代谢紊乱
	毒素
	甲醇
	乙烯和丙二醇
	水杨酸
	5- 氧脯氨酸（焦谷氨酸）
	脓毒症
罕见原因	严重肝病
	钠盐
	乳酸钠
	柠檬酸钠
	醋酸钠
	青霉素钠（＞ 5000 万单位 / 天）
	羧苄西林（每日＞ 30 g）
	不可测阳离子减少
	低镁血症
	低钙血症
	大量横纹肌溶解
	碱血症

* 乳酸、Mg^{2+}和 Ca^{2+}在强离子隙中起主要作用。

From Ronco C：Critical care nephrology，ed 3，Philadelphia，2019，Elsevier.

表 11　正常阴离子隙或强离子隙酸中毒的原因

非肾性原因：尿液 SID（Na + K − Cl）< 0	低 SID 输注（如生理盐水） 腹泻导致强阳离子（或 HCO_3^-）流失 输尿管分流 胆或胰瘘
肾性原因：尿液 SID（Na + K − Cl）> 0	1 型（远端）RTA 2 型（近端）RTA 4 型（醛固酮增多症）RTA

RTA，肾小管酸中毒；SID，强离子差。

From Ronco C：Critical care nephrology，ed 3，Philadelphia，2019，Elsevier.

二醇），高渗性非酮症性昏迷，抗生素（羧苄西林）

　　降低原因： 低白蛋白血症，严重高镁血症，IgG 骨髓瘤，锂中毒，实验室检查失误（错误地低估了钠含量或高估了碳酸氢盐或氯化物），甲状旁腺源性高钙血症，抗生素（例如多黏菌素）

Anticardiolipin Antibody（ACA）
抗心磷脂抗体（ACA）

　　正常： 阴性。试验包括检测针对磷脂和心磷脂的 IgG，IgM 和 IgA 抗体

　　阳性见于： 抗磷脂抗体综合征，慢性丙型肝炎

Anticoagulant
抗凝剂

　　见 "Circulating Anticoagulant（lupus anticoagulant）循环抗凝物（狼疮抗凝物）"

Antidiuretic Hormone
抗利尿激素

　　正常： 295 ～ 300 mOsm/kg（4 ～ 12 pg/ml）

　　升高原因： 抗利尿激素分泌失调综合征，抗精神病药，来自系统性肿瘤的异位 ADH，吉兰-巴雷综合征，中枢神经系统感染，脑肿瘤，肾性尿崩症

　　降低原因： 中枢性尿崩症，肾病综合征，精神性多饮症，地美环素，锂，苯妥英，酒精。表 12 描述了用于诊断和分类尿崩症的禁水试验。表 13 总结水稳态失调鉴别诊断的试验。框 2 说明了因利尿引起的多尿的原因。

表 12　对尿崩症进行诊断和分类的禁水试验

对轻度多尿的患者要求从晚上 10 点起停止所有液体摄入。对于多尿较严重的患者（每日 8 ～ 10 L），在密切观察下于清晨开始禁水

1. 在测试过程中，禁止患者通过口摄入任何东西
2. 获得以下基线参数：尿量（Uvol）和尿渗透压（Uosm），血浆渗透压（Posm）和血浆钠（PNa）。同时记录坐位和立位的体重、血压（BP）和脉搏（P）
3. 每小时收集一次尿液和血浆，用于检测尿量、尿渗透压和血浆渗透压。体重、血压和心率也被记录下来。液体摄入需求应被记录下来
4. 当尿渗透压达到平稳状态（例如，连续 3 h 每小时增加 < 30 mOsm/kg），或者体重下降 3% ～ 5%，或者患者的收缩压下降 > 20 mmHg，记录尿量、尿渗透压、血浆渗透压、血浆钠和抗利尿激素（血浆）的值
5. 通过 IV 或 IM 的方式给予 1 µg 的去氨升压素，或 SC 5 µg AVP；注射后 30 min、60 min 和 120 min 记录尿量和血浆渗透压。尿渗透压最高值用于评估患者对 AVP 的反应

预防措施

在允许的情况下，停止使用任何会影响 ADH 分泌的药物。观察是否有低血压和恶心，这可能会刺激 ADH 分泌。试验期间，禁止吸烟

结果解读

正常	AVP 使用前的最终 Uosm 高于 Posm。AVP 使用后 Uosm 比仅禁水达到的最大 Uosm 高出不到 10%
神经源性 DI	AVP 使用前的最终 Uosm 小于 Posm。AVP 使用后 Uosm 的增加幅度超过 50%
肾性 DI	AVP 使用前的最终 Uosm 小于 Posm。AVP 使用后 Uosm 的增加幅度不到 10%
部分中枢性 DI	禁水后的 Uosm 可能高于 Posm；但使用 AVP 后 Uosm 仅增加 10% ～ 50%
部分肾性 DI	禁水后的 Uosm 可能高于 Posm；但使用 AVP 后 Uosm 的增加幅度超过 10%

在 Zerbe 和 Robertson 的列线图上绘制基础和禁水后的 Uosm 和血浆 ADH，可以进一步区分部分肾性 DI、部分中枢性 DI 和原发性多饮

ADH，抗利尿激素；AVP，精氨酸升压素；DI，尿崩症；IM，肌内注射；IV，静脉注射；SC，皮下注射。

From McPherson RA，Pincus MR：Henry's clinical diagnosis and management by laboratory methods，ed 23，St Louis，2017，Elsevier.

Anti-DNA
抗 DNA 抗体

正常：阴性

阳性见于：系统性红斑狼疮，慢性活动性肝炎，传染性单核细胞增多症，胆汁性肝硬化

21

表 13 对水稳态失调的鉴别诊断试验

疾病	基线			12 h 液体限制后			AVP 使用后尿渗透压检查
	血清 Na⁺和渗透压	尿 Na⁺和渗透压	血清 ADH	血清 Na⁺和渗透压	尿 Na⁺和渗透压	血清 ADH	渗透压检查
正常控制	N	N	N	N	高	高	不变
SIADH	低	正常-高	高	低-正常	高	高	—
神经源性 DI	正常-高	低	低	高	低-正常	低	上升
肾性 DI	正常-高	低	正常-高	高	低-正常	高	不变
精神性多饮	低-正常	低	低	正常	正常-高	正常-高	不变

ADH，抗利尿激素；AVP，精氨酸升压素；DI，尿崩症；SIADH，抗利尿激素分泌失调综合征；N，正常。
From McPherson RA，Pincus MR：Henry's clinical diagnosis and management by laboratory methods，ed 23，St Louis，2017，Elsevier.

框2　利尿引起的多尿的病因

缺乏 ADH

中枢性尿崩症（DI）：先天性或获得性（特发性细胞变性、肿瘤和肉芽肿、手术、创伤、梗死以及垂体或下丘脑感染）

致渴性：精神性，器质性脑病，医源性

妊娠 DI：血管升压素过多

肾对 ADH 无反应（肾性 DI）

先天性肾性 DI：ADH 受体缺陷，水通道蛋白表达缺陷

慢性肾衰竭

获得性肾性 DI：锂中毒，地美环素中毒，甲氧氟烷中毒，淀粉样变性，轻链肾病，高钙血症，低钾血症，阻塞性尿路病

ADH，抗利尿激素。

From McPherson RA，Pincus MR：Henry's clinical diagnosis and management by laboratory methods，ed 23，St Louis，2017，Elsevier.

Anti-ds DNA
抗双链 DNA 抗体

正常：＜ 25 U

升高原因：系统性红斑狼疮

Antiglobulin Test
抗球蛋白试验

见 "Direct Antiglobulin（Coombs direct）直接抗球蛋白（直接 Coombs）"

见 "Indirect Antiglobulin（Coombs indirect）间接抗球蛋白（间接 Coombs）"

Antiglomerular Basement Antibody
抗肾小球基底膜抗体

见 "Glomerular Basement Membrane（GBM）Antibody 肾小球基底膜（GBM）抗体"

Antihistone
抗组蛋白抗体

正常：＜ 1 U

升高原因：药物性红斑狼疮

Antimitochondrial Antibody（AMA, mitochondrial antibody）
抗线粒体抗体（AMA, 线粒体抗体）

正常：滴度＜ 1：20

升高原因：原发性胆汁性肝硬化（85% ～ 95%），慢性活动性肝炎（25% ～ 30%），隐源性肝硬化（25% ～ 30%）

Antineutrophil Cytoplasmic Antibody（ANCA）
抗中性粒细胞胞质抗体（ANCA）

阳性见于：

胞浆型（c-ANCA）：肉芽肿合并多血管炎呈阳性（c-ANCA 阳性患者的诊断流程见图 7 和表 14）

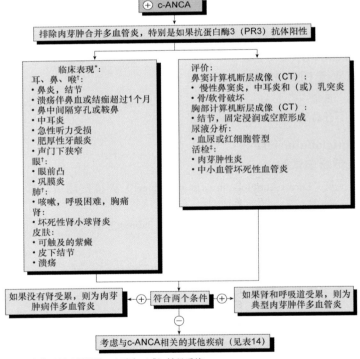

*有些患者还累及胃肠道、心脏和（或）神经系统
†肉芽肿性炎
‡皮肤、黏膜、上下呼吸道或肾

图 7 对胞浆型抗中性粒细胞胞质抗体（c-ANCA）阳性患者的诊断流程（Courtesy of Julie V Schaffer, MD. From Bolognia JL, Jorizzo JL, Rapini RP: Dermatology, St Louis, 2003, Mosby.）

表 14　与抗中性粒细胞胞质抗体（ANCA）相关的其他疾病

	ANCA 型别 *	主要抗原 **	评估
炎症性肠病：溃疡性结肠炎（50% ~ 70%）>克罗恩病（20% ~ 40%）	P > C	过氧化氢酶，BPI，α - 烯醇化酶，LF，CG，HMG1/2 > MPO，PR3	结肠镜检查
自身免疫性肝病：自身免疫性肝炎（1 型；80%），原发性硬化性胆管炎（70%）>原发性胆汁性肝硬化（30%）	P > C	肌动蛋白，HMG1/2	LFT；ANA；抗平滑肌抗体；抗线粒体抗体
结缔组织病：系统性红斑狼疮（20% ~ 30%），类风湿关节炎（20% ~ 30%）>干燥综合征，皮肌炎，反应性关节炎，复发性多软骨炎，抗磷脂综合征	P > C	MPO，PR3，BPI，CG，LF，溶菌酶，HMG1/2	ANA 谱；RF；抗心磷脂抗体
药物诱导的血管炎/狼疮/肝炎：丙硫氧嘧啶（20%），米诺环素>左旋咪唑，柳氮磺胺吡啶肼屈嗪，青霉胺>别嘌呤醇†大剂量静脉注射免疫球蛋白	P > CPC	MPO > PR3，弹性蛋白酶 MPO，弹性蛋白酶	皮肤活检，ANA 谱；LFTs；停药
其他皮肤病和（或）全身性血管炎：‡混合性冷球蛋白血症，白塞病，副肿瘤性超敏性血管炎，血栓闭塞性脉管炎	P > CP	可变	皮肤活检；冷球蛋白；乙型、丙型肝炎；排除恶性肿瘤
其他肾小球肾炎：抗 GBM 抗体相关（30%）>免疫复合物（15%）>链球菌感染	P	MPO	UA；BUN/肌酐；ASO；肾活检
感染：呼吸道感染（细菌/分枝杆菌/真菌），肠炎，牙周炎，HIV，细小病毒 B19，疟疾，麻风			

续表

	ANCA 型别 *	主要抗原 **	评估
盘尾丝虫病；亚急性细菌性心内膜炎，着色真菌病，侵袭性阿米巴病	P，CPC	MPO，其他防御素 PR3	细菌培养；血清学；超声心动图
囊性纤维化（80%）	C > P	BPI	汗液测试
高丙种球蛋白血症	P，C	—	血清蛋白电泳

ANA，抗核抗体；ASO，抗链球菌溶血素 O；BUN，血尿素氮；C，胞浆型；CG，血液分析；HIV，人类免疫缺陷病毒；GBM，肾小球基底膜；LFT，肝功能检查；P，核周型 [p-ANCA]；RF，类风湿因子；UA，尿液分析。

* c-ANCA 通常是非典型的；此外，某些实验室的免疫发光测试可能无法区分 c-ANCA（非典型）和非典型 ANCA。

** p-ANCA 通常具有髓过氧化物酶（MPO）以外的抗原特异性，例如抗乳铁蛋白（LF）、弹性蛋白酶、组织蛋白酶 G（CG）、溶菌酶、杀菌/通透性增加蛋白（BPI）、高迁移率的非组蛋白染色体体蛋白（HMG1/2）、α-烯醇化酶、过氧化氢酶、肌动蛋白、防御素；c-ANCA（非典型）具有蛋白酶 3（PR3）以外的抗原特异性，例如 BPI、溶菌酶或多种抗原。

† 在单例病例报告中，与 p-ANCA 相关的其他药物包括丙硫氧嘧啶丁、头孢噻吩、米诺环素、苯妥英和异烟肼。

‡ 尽管主要与 c-ANCA 有关，但有 5%～15% 的肉芽肿合并多血管炎患者有 p-ANCA；同样，尽管主要与 p-ANCA 有关，但是 5%～15% 的变应性芽肿性血管炎中也有 ANCA 的报道。在病因不明的白细胞破坏性血管炎和分类为坏死性血管炎的血管炎中也有 ANCA 的报道。

Courtesy of Julie V Schaffer, MD.

核周型（p-ANCA）：阳性反应见于炎症性肠病，原发性胆汁性肝硬化，原发性硬化性胆管炎，自身免疫性慢性活动性肝炎，新月形肾小球肾炎（p-ANCA 阳性患者的诊断流程见表 14）

Antinuclear Antibody（ANA）
抗核抗体（ANA）

图 8 描述了在结缔组织病中使用抗核抗体诊断的流程。阳性 ANA 模式的诊断方法见图 9。表 15 描述了自身免疫性疾病和非风湿性疾病中抗核抗体的频率。

正常范围： ＜ 1：20 滴度

阳性见于： 系统性红斑狼疮（若滴度＞1：160 则更为显著），药物（苯妥英、乙琥胺、普利米酮、甲基多巴、肼屈嗪、卡马西平、青霉素、普鲁卡因胺、氯丙嗪、灰黄霉素、噻嗪类），慢性活动性

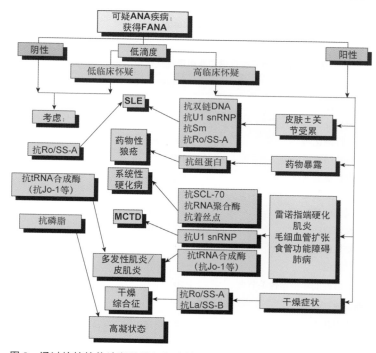

图 8　通过抗核抗体诊断结缔组织病的流程。 ANA，抗核抗体；FANA，荧光抗核抗体；MCTD，混合性结缔组织病；SLE，系统性红斑狼疮（From Firestein GS et al：Kelly's textbook of rheumatology，ed 9，Philadelphia，2013，WB Saunders.）

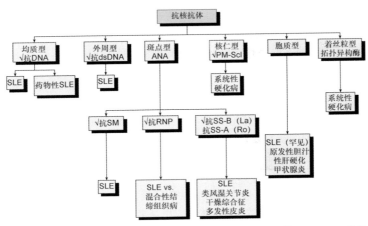

图 9 从抗核抗体模式考虑诊断测试和诊断。ANA，抗核抗体；PM-Scl，多发性肌炎/硬化性肌炎；SLE，系统性红斑狼疮（From Carlson KJ et al：Primary care of women，ed 2，St Louis，2002，Mosby.）

表 15 自身免疫性疾病和非风湿性疾病中抗核抗体的频率

	灵敏性（%）
自身免疫性疾病	
系统性红斑狼疮	95 ～ 100
系统性硬化病	60 ～ 80
混合性结缔组织病	100
多发性肌炎或皮肌炎	60
类风湿关节炎	50
类风湿血管炎	30 ～ 50
干燥综合征	40 ～ 70
药物性狼疮	90
盘状狼疮	15
少关节性幼年型慢性关节炎	70
非风湿性疾病	
桥本甲状腺炎	45
Graves 病	50
自身免疫性肝炎	50
原发性肺动脉高压	40

From Hochberg MC：Rheumatology，ed 7，Philadelphia，2019，Elsevier.

肝炎，自身免疫性甲状腺疾病（高达45%患者 ANA 阳性），特发性血小板减少性紫癜，多发性硬化，类风湿关节炎，硬皮病，混合性结缔组织病，坏死性血管炎，干燥综合征，结核，肺间质纤维化。ANA 阳性结果是非特异性的，可以在健康个体中发现（占成年人群的13.8%）。表16描述了与 ANA 亚型相关的疾病。图10解释了各种荧光 ANA 测试图案。

表 16　疾病相关的抗核抗体亚型

核定位	疾病
"天然" DNA（dsDNA 或 dsDNA/ssDNA 复合体）	SLE（60%～70%；范围35%～75%），PSS（5%～55%），MCTD（11%～25%），RA（5%～40%），DM（5%～25%），SS（5%）
sNP	SLE（50%）及其他胶原病
DNP（DNA- 组蛋白复合物）	SLE（52%）及 MCTD（8%），RA（3%）
组蛋白	药物引起的 SLE（95%）以及 SLE（30%），RA（15%～24%）
ENA Sm	SLE（30%～40%；范围28%～40%）以及 MCTD（0%～8%）；RNP（U1-RNP）MCTD（高滴度，无任何其他 ANA 亚型：95%～100%），还有 SLE（26%～50%），PSS（11%～22%），RA（10%），SS（3%）
SS-A（Ro）*	不伴 RA 的 SS（60%～70%），以及 SLE（26%～50%），新生儿 SLE（超过95%），PSS（30%），MCTD（50%），伴有 RA 的 SS（9%），PBC（15%～19%）
SS-B（La）	不伴 RA 的 SS（40%～60%）以及 SLE（5%～15%），伴有 RA 的 SS（5%）
Scl-70*	PSS（15%～43%）
着丝粒 *	CREST 综合征（70%～90%；范围57%～96%）以及 PSS（4%～20%），PBC（12%）
核仁	PSS（硬皮病）（54%～90%）和 SLE（25%～26%），RA（9%）
RAP（RANA）	伴有 RA 的 SS（60%～76%），也有无 RA 的 SS（5%）
Jo-1	多发性肌炎（30%）

续表

核定位	疾病
PM-1	多发性肌炎或 PMS/PSS 重叠综合征（60%～90%）以及 DM（17%）
ssDNA	SLE（60%～70%）及 CAH，传染性单核细胞增多症，RA，慢性 GN，慢性感染，PBC

细胞质定位	疾病
线粒体	PBC（90%～100%）以及 CAH（7%～30%），隐源性肝硬化（30%），急性肝炎，病毒性肝炎（3%），其他肝病（0～20%），SLE（5%），SS 和 PSS（8%）
微粒体[†]	慢性活动性肝炎（60%～80%），桥本甲状腺炎（97%）
核糖体	SLE（5%～12%）
平滑肌[‡]	慢性活动性肝炎（60%～91%）

ANA，抗核抗体；CAH，慢性活动性肝炎；CREST，钙质沉着，雷诺现象，食管功能障碍，指端硬化和毛细血管扩张；DM，皮肌炎；GN，肾小球肾炎；MCTD，混合性结缔组织病；MS，多发性硬化症；PBC，原发性胆汁性肝硬化；PMS，经前期综合征；PSS，进行性系统性硬化病；RA，类风湿关节炎；RNP，核糖核蛋白；SLE，系统性红斑狼疮；SS，干燥综合征；ssDNA，单链 DNA。

* 使用大鼠或小鼠的肝或肾组织未检测到。

[†] 通过培养细胞法未检测到。

[‡] 可通过培养细胞法检测到，但在大鼠或小鼠组织中检测效果更好。

From Ravel R：Clinical laboratory medicine，ed 6，St Louis，1995，Mosby.

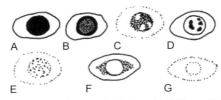

图 10 荧光抗核抗体检测图（HEP-2 细胞）。**A.** 均质型；**B.** 周边型（边缘型）；**C.** 斑点型；**D.** 核仁型；**E.** 着丝点型；**F.** 线粒体型；**G.** 正常（无反应）［From Ravel R（ed）：Clinical laboratory medicine，ed 6，St Louis，1995，Mosby.］

Anti-RNP Antibody
抗 RNP 抗体

见 "Extractable Nuclear Antigen（ENA complex，anti-RNP antibody，anti-SM，anti-Smith）可提取核抗原（ENA 复合物，抗 RNP 抗体，抗 SM 抗体，抗 Smith 抗体）"

Anti-SCL-70
抗 SCL-70 抗体

正常：无

升高原因：硬皮病

Anti-SM（anti-Smith）Antibody
抗 SM（抗 Smith）抗体

见 "Extractable Nuclear Antigen（ENA complex，anti-RNP antibody，anti-SM，anti-Smith）可提取核抗原（ENA 复合物，抗 RNP 抗体，抗 SM 抗体，抗 Smith 抗体）"

Anti-Smooth Muscle Antibody
抗平滑肌抗体

见 "Smooth Muscle Antibody 平滑肌抗体"

Antistreptolysin O Titer（streptozyme，ASLO titer）
抗链球菌溶血素 O 滴度（链球菌酶，ASLO 滴度）

成年人正常范围：< 160 托德单位（Todd units）

升高原因：链球菌性上呼吸道感染，急性风湿热，急性肾小球肾炎，β - 脂蛋白水平升高

注：无论初始滴度如何，急性期和恢复期标本之间滴度增加 4 倍即可诊断为链球菌性上呼吸道感染。

Antithrombin Ⅲ
抗凝血酶Ⅲ

见表 17。

正常范围：正常活性 81% ～ 120%；17 ～ 30 mg/dl

表 17 杂合抗凝血酶（AT Ⅲ）缺乏症的诊断检测

类型	活性		
	抗原	肝素辅因子	进行性 AT Ⅲ
Ⅰ	低	低	低
Ⅱ			
活性部位缺陷	正常	低	低
肝素结合位点缺陷	正常	低	正常

From Hoffman R et al: Hematology: Basic principles and practice, ed 5, Philadelphia, 2009, Churchill Livingstone.

降低原因：遗传性抗凝血酶Ⅲ缺乏症，弥散性血管内凝血，肺栓塞，肝硬化，溶栓治疗，慢性肝衰竭，术后，妊娠晚期，口服避孕药，肾病综合征，静脉注射肝素＞3天，脓毒症，急性白血病，癌症，血栓性静脉炎

升高原因：香豆素类药物，心肌梗死后

Apolipoprotein A-1（Apo A-1）
载脂蛋白 A-1（Apo A-1）

正常：＞120 mg/dl

升高原因：家族性高 α - 脂蛋白血症，他汀类药物，烟酸，雌激素，体重减轻，家族性胆固醇酯转运蛋白（CETP）缺乏

降低原因：家族性低 α - 脂蛋白血症，丹吉尔病，利尿剂，雄激素，吸烟，肝细胞疾病，慢性肾衰竭，肾病综合征，冠心病，胆汁淤积

Apolipoprotein B（Apo B）
载脂蛋白 B（Apo B）

正常：＜100 mg/dl；高风险＞120 mg/dl

升高原因：高饱和脂肪饮食，高胆固醇饮食，高 β - 脂蛋白血症，家族性合并高脂血症，合成代谢类固醇，利尿剂，β 受体阻滞剂，皮质类固醇，孕激素，糖尿病，甲状腺功能减退症，慢性肾衰竭，肝病，库欣综合征，冠心病

降低原因：他汀类药物，烟酸，低胆固醇饮食，营养不良，β - 脂蛋白缺乏症，低 β - 脂蛋白血症，甲状腺功能亢进

Arterial Blood Gases
动脉血气

正常范围：

PO_2：75 ～ 100 mmHg

PCO_2：35 ～ 45 mmHg

HCO_3^-：24 ～ 28 mEq/L

pH：7.35 ～ 7.45

异常值：酸碱平衡紊乱（见下文）

代谢性酸中毒

通过净排酸引起代谢性酸中毒的原因总结见框 3。

代谢性酸中毒伴 AG 增高（AG 酸中毒）

乳酸酸中毒（框 4）

框 3　净排酸引起代谢性酸中毒的原因

肾性酸中毒：绝对或相对减少净酸排泄
尿毒症酸中毒
肾小管酸中毒
- 远端肾小管性酸中毒（Ⅰ型）
- 近端肾小管性酸中毒（Ⅱ型）
- 醛固酮缺乏或无反应（Ⅳ型）

From McPherson RA，Pincus MR：Henry's clinical diagnosis and management by laboratory methods，ed 23，St Louis，2017，Elsevier.

框 4　乳酸酸中毒的原因

A 型乳酸酸中毒，由组织缺氧导致
循环休克
严重低氧血症
心力衰竭
严重贫血
癫痫大发作

B 型乳酸酸中毒，无组织缺氧
急性酒精中毒
药物和毒素（如二甲双胍、抗逆转录病毒药物、水杨酸中毒）
糖尿病
白血病
硫胺素或核黄素缺乏症
特发性

From McPherson RA，Pincus MR：Henry's clinical diagnosis and management by laboratory methods，ed 23，St Louis，2017，Elsevier.

酮症酸中毒（糖尿病、酒精性酮症酸中毒）

尿毒症（慢性肾衰竭）

摄入毒素（乙醛、甲醇、水杨酸盐、乙二醇）

高脂饮食（轻度酸中毒）

肾外酸中毒：净酸排泄增加

胃肠道碳酸氢盐损失

摄入酸或酸前体：氯化铵、含硫化合物

酸前体或毒素：水杨酸盐，乙二醇，甲醇，甲苯，对乙酰氨基酚，乙醛

器质性酸中毒：
- L- 乳酸酸中毒
- D- 乳酸酸中毒

- 酮症酸中毒
- 焦谷氨酸酸中毒

AG 正常的代谢性酸中毒（高氯酸中毒）

肾小管酸中毒（包括醛固酮缺乏症酸中毒）

肠道中的 HCO_3^- 丢失（腹泻，胰瘘）

碳酸酐酶抑制剂（如，乙酰唑胺）

稀释性酸中毒（由于快速注入不含碳酸氢根的等渗盐水）

摄入外源性酸（氯化铵，甲硫氨酸，胱氨酸，氯化钙）

回肠造口术

输尿管乙状结肠造口术

药物：阿米洛利，氨苯蝶啶，螺内酯，β 受体阻滞剂

呼吸性酸中毒

肺部疾病 [慢性阻塞性肺疾病（COPD）、严重肺炎、肺水肿、间质纤维化]

气道阻塞（异物、严重支气管痉挛、喉痉挛）

胸廓疾病（气胸、连枷胸、脊柱后凸畸形）

呼吸肌缺陷（重症肌无力、低钾血症、肌营养不良）

周围神经系统缺陷（肌萎缩侧索硬化、脊髓灰质炎、吉兰-巴雷综合征、肉毒中毒、破伤风、有机磷中毒、脊髓损伤）

呼吸中枢抑制（麻醉、麻醉剂、镇静剂、椎动脉栓塞或血栓形成、颅内压升高）

机械呼吸机故障

代谢性碱中毒

分为对氯化物敏感的形式（尿氯化物 < 15 mEq/L）和对氯化物抵抗的形式（尿氯化物 > 15 mEq/L）

氯化物敏感

呕吐

鼻胃管（NG）减压

利尿剂

高碳酸血症后碱中毒

大便失禁（泻药滥用、囊性纤维化、绒毛状腺瘤）

大量输血

外源性碱处理

氯化物抵抗

肾上腺皮质激素过多状态 [库欣综合征、原发性醛固酮增多症、

继发性盐皮质激素症（甘草、咀嚼烟草）]

    低镁血症

    低钾血症

    巴特综合征

呼吸性碱中毒

    低氧血症（肺炎、肺栓塞、肺不张、高原生活）

    药物（水杨酸盐、黄嘌呤、孕酮、肾上腺素、甲状腺素、尼古丁）

    中枢神经系统疾病［肿瘤、脑血管意外（CVA）、创伤、感染］

    心源性换气过度（焦虑、癔症）

    肝性脑病

    革兰氏阴性脓毒症

    低钠血症

    代谢性酸中毒的突然复发

    辅助通气

Arthrocentesis Fluid
关节穿刺液

滑液成分的参考范围见表 18 以及图 11。

表 18　滑液成分的参考范围

成分	滑液	血浆
总蛋白	1 ～ 3 g/dl	6 ～ 8 g/dl
白蛋白	55% ～ 70%	50% ～ 65%
α1 球蛋白	6% ～ 8%	3% ～ 5%
α2 球蛋白	5% ～ 7%	7% ～ 13%
β 球蛋白	8% ～ 10%	8% ～ 14%
γ 球蛋白	10% ～ 14%	12% ～ 22%
透明质酸	0.3 ～ 0.4 g/dl	
葡萄糖	70 ～ 110 mg/dl	70 ～ 110 mg/dl
尿酸	2 ～ 8 mg/dl	2 ～ 8 mg/dl
乳酸	9 ～ 29 mg/dl	9 ～ 29 mg/dl

Modified from Kjeldsberg CR，Knight JA：Body fluids：laboratory examination of amniotic，cerebrospinal，seminal，serous and synovial fluids，ed 3，Chicago，1993，American Society for Clinical Pathology，with permission.

McPherson RA，Pincus MR：Henry's clinical diagnosis and management by laboratory methods，ed 23，2017，Elsevier.

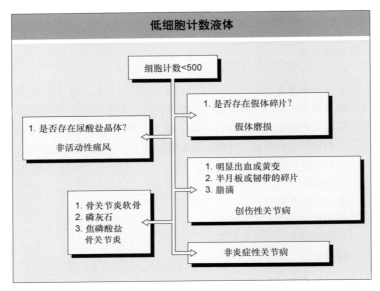

图 11　低细胞计数液体（骨关节炎）（From Hochberg MC：Rheumatology，ed 7，Philadelphia，2019，Elsevier.）

结果解释：

1. 颜色： 常为透明或淡黄色；混浊表示炎症进程或存在晶体、细胞碎片、纤维蛋白或甘油三酯。

2. 黏度： 由于透明质酸的存在，通常黏度较高；当液体被放置在载玻片上时，可以在分离前将其拉伸至 > 2 cm 长的细线［低黏度表明透明质酸（白细胞中的溶酶体酶）分解或存在水肿液］。

3. 黏蛋白凝块： 在 5 ml 浓度为 5% 的醋酸溶液中加入 1 ml 液体，静置 1 min 形成凝块；通常情况下凝块质硬，表明存在大分子的透明质酸（该试验是非特异性的，很少进行）。

4. 葡萄糖： 正常情况下，约等于血糖水平；超过 40 mg/dl 表明存在感染。

5. 蛋白质： 正常滑液总蛋白浓度 < 2.5 g/dl；在炎症和化脓性关节炎中升高。

6. 晶体显微镜检查

a. 痛风： 尿酸单钠晶体

b. 假痛风： 二水焦磷酸钙晶体

ASLO Titer
ASLO 滴度

见 "Antistreptolysin O Titer（streptozyme，ASLO titer）抗链球菌溶血素 O 滴度（链球菌酶，ASLO 滴度）"

Aspartate Aminotransferase（AST，SGOT）
谷草转氨酶（AST，SGOT）

正常范围：0 ～ 35 U/L［0 ～ 0.58 μkat/L（CF：0.01667，SMI：0.01 μkat/L）］

升高原因：

心脏

急性心肌梗死

心包炎（部分活动性病例）

肝

肝炎病毒、EB 病毒或巨细胞病毒感染

活动性肝硬化

肝被动充血或缺氧

酒精或药物引起的肝功能不全

占位性病变（活动性）

脂肪肝（重度）

肝外胆管梗阻（早期）

药源性

骨骼肌

急性骨骼肌损伤

肌肉炎症（传染性或非传染性）

肌营养不良（活动性）

近期手术

震颤性谵妄

肾

急性损伤

肾梗死

其他

肠梗死

休克

胆囊炎

急性胰腺炎

甲状腺功能减退

肝素治疗（60% ～ 80% 的病例）

图 1 描述了一种检测 AST 升高的方法。

框 5 描述了血清转氨酶水平升高的原因。

框 5   血清转氨酶水平升高的原因 *

慢性，轻度升高，ALT > AST（< 150 U/L 或 5 倍正常值）

肝性原因

α 1- 抗胰蛋白酶缺乏症

自身免疫性肝炎

慢性病毒性肝炎（乙型、丙型和丁型）

血色素沉着病

药物和毒素

脂肪变性和脂肪性肝炎

肝豆状核变性

非肝性原因

乳糜泻

甲状腺功能亢进

严重，急性升高，ALT > AST（> 1000 U/L 或 > 20 ～ 25 倍正常值）

肝性原因

急性胆管梗阻

急性巴德-基亚里综合征

急性病毒性肝炎

自身免疫性肝炎

药物和毒素

肝动脉结扎术

缺血性肝炎

肝豆状核变性

严重，急性升高，AST > ALT（> 1000 U/L 或 > 20 ～ 25 倍正常值）

肝性原因

酒精性肝损伤患者体内的药物或毒素

非肝性原因

急性横纹肌溶解

慢性，轻度升高，AST > ALT（< 150 U/L，< 5 倍正常值）

肝性原因

酒精性肝损伤（AST/ALT > 2：1，AST 几乎总是 < 300 U/L）

肝硬化

续框

非肝性原因
甲状腺功能减退
高 AST
肌病
剧烈运动

* 事实上，任何肝病都会引起中度转氨酶升高（5 ～ 15 倍于正常值）。

ALT，谷丙转氨酶；AST，谷草转氨酶。

From Feldman M，Friedman LS，Brandt LJ：Sleisenger and Fortran's gastrointestinal and liver disease，ed 10，Philadelphia，2016，Elsevier.

Atrial Natriuretic Hormone（ANH）
心房利钠激素（ANH）

正常：20 ～ 77 pg/ml

升高原因：充血性心力衰竭，容量超负荷，心血管疾病伴高充盈压力

降低原因：服用哌唑嗪和其他 α 受体阻滞剂后

葛斌　译　阙一帆　审校

B-Type Natriuretic Peptide（BNP）
B 型利尿钠肽（BNP）

　　正常范围：最高可达 100 μg/L。机体分泌利尿钠肽来调节体液量，血压和电解质平衡，利尿钠肽在中枢和外周神经系统都有活性。人血液中 BNP 主要来源于心室。

　　升高原因：心力衰竭。该试验可用于鉴别心力衰竭患者和伴有呼吸困难的慢性阻塞性肺疾病患者。升高还见于无症状左心室功能不全、心室功能障碍、动脉和肺动脉高压、心脏肥厚、心脏瓣膜病、心律失常、急性冠状动脉综合征（图 12）。

Basophil Count
嗜碱性粒细胞计数

　　正常范围：白细胞计数（WBC）的 0.4% ～ 1%；40 ～ 100/mm³

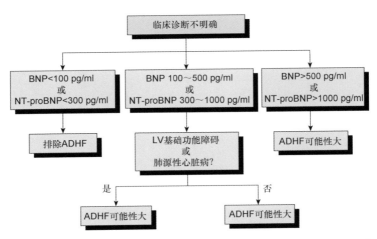

图 12　利尿钠肽水平的解释。ADHF，急性失代偿性心力衰竭；BNP，B 型利尿钠肽；LV，左心室；NT-proBNP，非活性 N 端片段 BNP（From Adams JG et al: Emergency medicine, clinical essentials, ed 2, Philadelphia, 2013, Elsevier.）

升高原因：白血病，炎症，真性红细胞增多症，霍奇金淋巴瘤，溶血性贫血，脾切除术后，髓样化生，黏液水肿

降低原因：应激，过敏反应，类固醇，妊娠，甲状腺功能亢进，放疗后

Bicarbonate
碳酸氢盐

正常范围：

- 动脉：21 ～ 28 mEq/L
- 静脉：22 ～ 29 mEq/L

升高原因：代谢性碱中毒，代偿性呼吸性酸中毒，利尿剂，糖皮质激素，泻药滥用

降低原因：代谢性酸中毒，代偿性呼吸性碱中毒，乙酰唑胺，环孢素，考来烯胺（消胆胺），甲醇或乙二醇中毒

Bile，Urine
胆汁，尿液

见"Urine Bile 尿胆汁"

Bilirubin，Direct（conjugated bilirubin）
直接胆红素（结合胆红素）

正常范围：0 ～ 0.2 mg/dl ［0 ～ 4 μmol/L（CF：17.10；SMI：2 μmol/L）］

升高原因：肝细胞疾病，胆道梗阻，药物性胆汁淤积，遗传性疾病（迪宾-约翰逊综合征、罗托综合征）

Bilirubin，Indirect（unconjugated bilirubin）
间接胆红素（非结合胆红素）

正常范围：0 ～ 1.0 mg/dl ［2 ～ 18 μmol/L（CF：17.10；SMI：2 μmol/L）］

升高原因：

胆红素生成增加（如果肝正常，血清非结合胆红素通常小于 4 mg/100 dl）

溶血性贫血

获得性

先天性

41

　　血管外来源的再吸收

　　　血肿

　　　肺梗死

　　无效红细胞过度生成

　　　先天性（先天性红细胞再生障碍性贫血）

　　　获得性（恶性贫血，重度铅中毒；如果存在，胆红素血症通常是轻微的）

　　肝非结合胆红素清除缺陷（摄取或结合缺陷）

　　　严重肝病

　　　吉尔伯特综合征

　　　克里格勒-纳贾尔综合征Ⅰ型或Ⅱ型

　　　药物性抑制

　　　门腔分流术

　　　充血性心力衰竭

　　　甲状腺功能亢进（罕见）

Bilirubin，Total
总胆红素

　　高胆红素血症和肝病的评估见图 13、表 19 和表 20。

　　正常范围：0 ～ 1.0 mg/dl［2 ～ 18 μmol/L（CF：17.10，SMI：2 μmol/L）］

　　升高原因：肝病（肝炎、肝硬化、胆管炎、肿瘤、胆管阻塞、传染性单核细胞增多症），遗传性疾病（吉尔伯特综合征，迪宾-约翰逊综合征），药物（类固醇、他汀类药物、烟酸、对乙酰氨基酚、苯妥英、吩噻嗪类、青霉素、红霉素、克林霉素、卡托普利、两性霉素 B、磺胺类药物、硫唑嘌呤、异烟肼、5- 氨基水杨酸、别嘌呤醇，甲基多巴、吲哚美辛、氟烷、口服避孕药、普鲁卡因胺、甲苯磺丁脲、拉贝洛尔），溶血，肺栓塞或梗死，继发于充血性心力衰竭的肝淤血

Bilirubin，Urine
胆红素，尿液

　　见 "Urine Bile 尿胆汁"

Bladder Tumor Associated Antigen
膀胱肿瘤相关抗原

　　正常范围：≤ 14 U/ml。试验用于膀胱癌复发的检测。敏感性

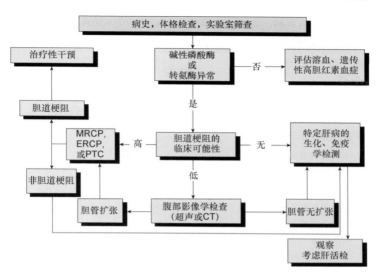

图 13 评估高胆红素血症和其他肝检查异常和（或）提示肝病的体征和症状的诊断流程。CT，计算机断层成像；ERCP，内镜逆行胰胆管造影术；MRCP，磁共振胰胆管成像；PTC，经皮胆道造影［From Goldman L，Ausiello D（eds）：Cecil textbook of medicine，ed 24，Philadelphia，2012，WB Saunders. Modified and updated from Lidofsky SD，Scharschmidt BF：Jaundice. In Feldman M et al（eds）：Gastrointestinal and liver disease，ed 6，Philadelphia，1998，WB Saunders.］

表 19　梗阻性黄疸与胆汁淤积性肝病

表现	提示梗阻性黄疸	提示实质性肝病
既往史	腹痛；发热、寒战；有胆管手术史；高龄；白陶土粪	厌食、乏力、肌痛，提示病毒感染前驱症状；已知的传染性暴露；接受血液制品，使用静脉注射药物；肝毒性暴露史；黄疸家族史
体检	高热；腹部压痛；明显的腹部肿块；腹部瘢痕	腹水；肝病的其他表现（如腹部静脉曲张、男性乳房发育、蜘蛛痣、扑翼样震颤、脑病、凯-弗环）
实验室检查	血清胆红素和碱性磷酸酶显著升高；凝血酶原时间正常或随维生素 K 摄入而恢复正常；血清淀粉酶升高	血清转氨酶显著升高；凝血酶原时间延长，且摄入维生素 K 不能纠正；血液测试显示有特定肝病

From Goldman L，Ausiello D（eds）：Cecil textbook of medicine，ed 24，Philadelphia，2012，WB Saunders.

表 20　成人单纯性高胆红素血症的原因和机制

原因	机制
间接高胆红素血症	
溶血性疾病	胆红素产生过多
遗传性	
红细胞酶缺陷（如葡萄糖 -6- 磷酸脱氢酶缺乏症）	
镰状细胞病	
球形细胞增多症	
椭圆形细胞增多症	
获得性	
药物和毒素	
脾功能亢进	
免疫介导	
阵发性睡眠性血红蛋白尿	
外伤性：大血管或微血管损伤	
无效红细胞生成	胆红素产生过多
钴胺素缺乏	
叶酸缺乏	
严重缺铁	
地中海贫血	
药物：利福平、丙磺舒	肝细胞摄取胆红素受损
遗传性	胆红素结合受损
克里格勒-纳贾尔综合征 I 型或 II 型	
吉尔伯特综合征	
其他	
血肿和大量输血	胆红素产生过多
直接高胆红素血症	
遗传性	结合胆红素排泄受损
杜宾-约翰逊综合征	
罗托综合征	

From Feldman M et al: Sleisenger and Fordtran's gastrointestinal and liver disease, ed 10, Philadelphia, 2016, Elsevier.

57% ～ 83%，特异性 68% ～ 72%。

　　升高原因：膀胱癌，肾结石，肾炎，尿路感染，血尿，肾癌，膀胱炎，近期膀胱或尿道创伤

Bleeding Time（modified IVY method）
出血时间（改良 IVY 法）

对出血时间延长患者的评估见图 14。

正常范围：2 ～ 9.5 min

升高原因：血小板减少症，毛细血管壁异常，血小板异常（巨血小板综合征、格兰茨曼血小板功能不全），药物（阿司匹林、华法林、抗炎药、链激酶、尿激酶、右旋糖酐、β - 内酰胺类抗生素、羟

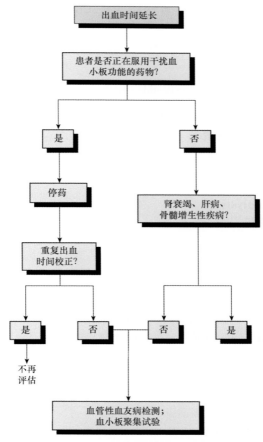

图 14 一种评估出血时间延长患者的诊断决策流程图。该方案基于血小板计数正常，因为血小板减少本身会延长出血时间 ［Modified from Goldman L，Ausiello D（eds）：Cecil textbook of medicine，ed 24，Philadelphia，2012，WB Saunders.］

羧氧酰胺菌素），弥散性血管内凝血，肝硬化，尿毒症，骨髓增生性疾病，血管性血友病。

许多医院已不再进行出血时间检测，并已被血小板功能分析仪（PFA-100）检测取代。

Blood Volume, Total
总血容量

正常范围： $60 \sim 80$ ml/kg

升高原因： 真性红细胞增多症，肺病，CHF，肾功能不全，妊娠，酸中毒，甲状腺毒症

降低原因： 贫血，出血，呕吐，腹泻，脱水，烧伤，饥饿

BNP

见 "B-type Natriuretic Peptide（BNP）B 型利尿钠肽（BNP）"

Bordetella Pertussis Serology
百日咳鲍特菌血清学

试验说明： 用聚合酶链式反应（PCR）检测鼻咽抽吸物或分泌物，用于百日咳鲍特菌的鉴定，该菌是百日咳的病原微生物。

BRCA Analysis
BRCA 分析

分析描述

BRCA 综合分析

BRCA1： 约 5500 个碱基对正反方向的全序列测定，包括 22 个编码外显子和 1 个非编码外显子（第 4 外显子），以及约 800 个非编码介入序列（内含子）的相邻碱基对。非编码的外显子 1 不被分析。野生型 *BRCA1* 基因编码一种由 1863 个氨基酸组成的蛋白质。

BRCA2： 全序列测定由 26 个编码外显子的约 10 200 个碱基对和非编码介入序列（内含子）中约 900 个相邻碱基对的正向和反向的完整序列组成。非编码的外显子 1 不被分析。野生型 *BRCA2* 基因编码一个由 3418 个氨基酸组成的蛋白质。

分析的 *BRCA1* 和 *BRCA2* 的非编码内含子区域，每个外显子近端 5′ 端延伸不超过 20 个碱基对，远端 3′ 端延伸不超过 10 个碱基对。

单位点 BRCA 分析： *BRCA1* 和（或）*BRCA2* 特定突变的 DNA 序列分析。

多位点 3 BRCA 分析：对 *BRCA1* 外显子 2、*BRCA1* 外显子 20 和 *BRCA2* 外显子 11 的特定部分进行 DNA 序列分析，仅检测 *BRCA1* 中的 187delAG 和 5385insC 突变和 *BRCA2* 中的 6174delT 突变。

解释标准

"有害的突变阳性"：包括所有过早终止 *BRCA1* 蛋白产物（离碳末端至少 10 个氨基酸）或 *BRCA2* 蛋白产物（离碳末端至少 110 个氨基酸）的突变（无义、插入、缺失）（基于 *BRCA1* 和 *BRCA2* 有害突变的文献）。

此外，特定的错义突变和非编码干预序列（IVS）突变被认为是有害的，这是基于从高危家系的连锁分析、功能分析、生化证据和（或）信使 RNA（mRNA）的异常转录过程中获得的数据。

"可疑有害的遗传变异"：包括现有证据表明可能但不能证明该变异有害的遗传变异。支持这种解释的具体证据将针对每一份此类报告的个别变体加以总结。

"遗传变异，偏向多态"：包括现有证据表明该变异不太可能对癌症风险有实质性贡献的遗传变异。支持这种解释的具体证据将针对每一份此类报告的个别变体加以总结。

"意义不确定的遗传变异"：包括错义突变和发生在临床意义尚未确定的分析内含子区域的突变，以及分别在 1853 和 3308 位氨基酸末位截断的 *BRCA1* 和 *BRCA2* 的链终止突变。

"未检测到有害突变"：包括在等位基因频率约为适当对照人群的 1% 观察到的非截断遗传变异（假设没有数据表明临床显著性），以及所有已发表数据表明缺乏实质性临床意义的遗传变异。还包括既不会改变氨基酸序列也不会显著影响外显子剪接的蛋白质编码区突变，以及已证明对 mRNA 转录的长度或稳定性没有有害影响的基因非编码部分的碱基对改变。

BRCA1 和 *BRCA2* 可能存在不常见的基因异常，BRCA 分析无法检测到。然而，这项分析被认为排除了这些基因中的大多数异常，这些基因被认为是导致乳腺癌和卵巢癌的大多数遗传易感性的原因。

"未识别出特异性变异 / 突变"：受试个体中不存在特定和指定的有害突变或临床意义不确定的变体。如果在一个家庭成员中发现了一个（或很少两个）特定有害突变，则对特定突变的阴性分析表明，受试个体具有患乳腺癌或卵巢癌的一般风险。

Breath Hydrogen Test（hydrogen breath test）
呼氢试验（氢呼气试验）

　　正常： 此试验用于细菌过度生长。空腹泌 H_2：（4.6±5.1）ppm，服用乳糖后早期升高＜ 12 ppm；通常会在摄入乳果糖 30 min 后引起结肠反应。

　　升高原因： 高空腹呼 H_2 水平和乳果糖试验后 30 min 内增加至少 12 ppm 表明小肠细菌过度生长。升高必须先于结肠反应。

　　假阳性： 胃排空加快，泻药使用

　　假阴性： 抗生素使用和非产氢患者

BUN

　　见 "Urea Nitrogen，Blood（BUN）尿素氮，血液（BUN）"

侯菊花　葛斌　孟浩　译　王润生　阙一帆　审校

C282Y And H63D Mutation Analysis
C282Y 以及 H63D 突变分析

过程： C282Y 和 H63D 突变的检测是通过聚合酶链式反应（PCR）扩增 6 号染色体上 *HFE* 基因外显子 2 和 4，然后进行等位基因特异性杂交和杂交探针的化学发光检测来完成的。有些人认为 H63D 是一种多态性，而不是突变，因为它在人群中很普遍，15% 的遗传性血色素沉积症（HH）患者是 C282Y 和 H63D 的复合杂合子，约 1% 的患者是 H63D 纯合子，这表明 H63D 可能诱发低外显率的疾病。

结果分析： 与一般人群相比，C282Y 突变的纯合性与遗传性血色素沉积症的患病风险增加有关。该基因型在 60% ~ 90% 的遗传性血色素沉积症患者中被观察到，并且在一般人群中出现的比例不到 1%。然而，大约有 25% 该基因型的无症状携带者不会患病。

C3

见 "Complement 补体"

C4

见 "Complement 补体"

Calcitonin（serum）
降钙素（血清）

正常范围： < 100 pg/ml ［ < 100 ng/L（CF：1；SMI：10 ng/L）］

升高原因： 甲状腺髓样癌（特别是 > 1500 pg/ml），乳腺癌，腺瘤，类癌，肾衰竭，甲状腺炎

Calcium（serum）
钙（血清）

见图 15 及图 16。

正常范围： 8.8 ~ 10.3 mg/dl ［ 2.2 ~ 2.58 μmol/L（CF：0.2495；SMI：0.02 μmol/L）］

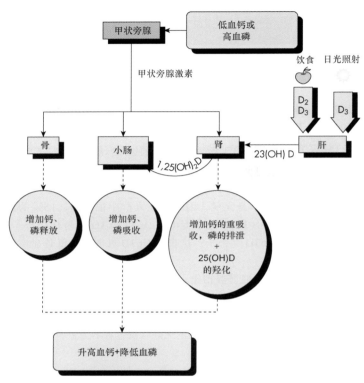

图 15　钙稳态。甲状旁腺激素（PTH）是由甲状旁腺对低钙血症和高磷血症的反应而释放的。甲状旁腺激素作用于骨骼、小肠和肾，使血清钙升高，血清磷净减少。非活性维生素 D 的羟基化发生在肝和肾。1,25（OH)$_2$D 促进钙和磷的肠道吸收。D$_2$，维生素 D2；D$_3$，维生素 D3（From Adams JG et al：Emergency medicine，clinical essentials，ed 2，Philadelphia，2013，Elsevier.）

升高

相对常见于：

瘤形成

新生骨形成

骨髓瘤

急性白血病

非骨实体瘤

乳房（肿瘤）

肺（肿瘤）

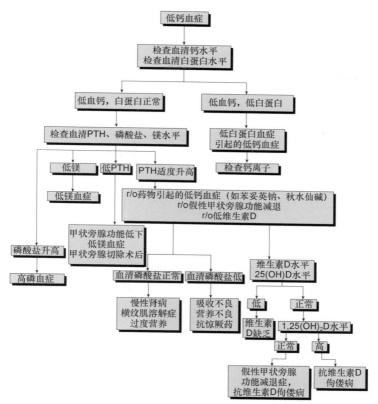

图 16 诊断流程（From Ferri F: Ferri's best test: a practical guide to clinical laboratory medicine and diagnostic imaging, ed 3, Philadelphia, 2014, Saunders.）

非肺源性鳞状细胞（肿瘤）

肾（肿瘤）

甲状旁腺激素相关蛋白的肿瘤分泌（PTHrP，"异位 PTH"）

原发性甲状旁腺功能亢进症

噻嗪类利尿剂

三级（肾）甲状旁腺功能亢进症

特发性

假性（人为）高钙血症

脱水

血清蛋白升高

实验室技术问题（实验室误差）

相对少见于：

结节病

甲状腺功能亢进症

制动（主要见于儿童和青少年）

急性肾小管坏死多尿期

维生素 D 中毒

乳碱综合征

艾迪生病

锂疗

婴儿特发性高钙血症

肢端肥大症

茶碱中毒

表 21 描述高钙血症的实验室鉴别诊断。

框 6 描述了老年人高钙血症的鉴别诊断。

降低原因

人为

低白蛋白血症

血液稀释

原发性甲状旁腺功能减退症

假性甲状旁腺功能减退症

维生素 D 相关

维生素 D 缺乏

吸收不良

肾衰竭

镁缺乏

脓毒症

慢性酒精中毒

肿瘤溶解综合征

横纹肌溶解

碱中毒（呼吸性或代谢性）

急性胰腺炎

药物相关性低钙血症

大剂量硫酸镁

抗惊厥药

表 21　高钙血症实验室鉴别诊断

诊断	血浆检测					尿液检测			注释
	Ca	PO$_4$	PTH	25(OH)D	1,25(OH)$_2$D	cAMP	TmP/GFR	Ca	
原发性甲状旁腺功能亢进症	↑	N/↓	↑	N	N/↑	↑	↓	↑	甲状旁腺腺瘤最常见
MEN I									甲状旁腺增生；也包括垂体肿瘤和胰腺肿瘤
MEN II a									甲状旁腺增生；也包括甲状腺髓样癌和嗜铬细胞瘤
MEN II b									甲状旁腺疾病少见，主要有甲状腺髓样癌和嗜铬细胞瘤
FHH	↑	N↑	N↑	N	N	N/↑	N/↓	↓↓	常染色体显性遗传；高钙血症出现在第一个十年；良性
恶性									
实体瘤，体液性	↑	N/↓	↓	N	N	↑	↓	↑↑	主要有表样瘤；PTH 相关蛋白是介质
实体瘤，溶骨性	↑	N/↑	↓	N	N	↓	↑	↑↑	
淋巴瘤	↑	N/↑	↓	N/↓	↑	↓	↑	↑↑	
肉芽肿性疾病	↑	N/↑	↓	N/↓	↑↑	↓	↑	↑↑	肉瘤最常见的病因
维生素 D 中毒	↑	N/↑	↓	↑↑	N	↓	↑	↑↑	
甲状腺功能亢进症	↑	N	↓	N	N	N	N	↑↑	T4 和（或）T3 血浆浓度升高

cAMP，环腺苷酸；FHH，家族性低尿钙高血钙症；GFR，肾小球滤过率；MEN，多发性内分泌瘤病；PO$_4$，磷酸盐；PTH，甲状旁腺激素；T3，三碘甲状腺原氨酸；T4，甲状腺素；TmP，肾磷阈；N，正常。

From Moore WT, Eastman RC: Diagnostic endocrinology, ed 2, St Louis, 1996, Mosby.

框 6　老年人高钙血症的鉴别诊断

原发性甲状旁腺功能亢进症

恶性肿瘤

肾衰竭

艾迪生病

甲状腺功能亢进

制动

药物治疗：噻嗪类利尿剂，钙补充剂，锂

乳碱综合征

佩吉特病（制动时）

肉瘤

结核

维生素 D 或维生素 A 中毒症

急性高钙血症症状

神经系统：嗜睡，意识错乱，应激性肌张力低下，昏迷

胃肠道：厌食，恶心，呕吐，急性胰腺炎

心血管系统：心律失常

泌尿系统：多尿，烦渴，脱水

From Fillit HM: Brocklehurst's textbook of geriatric medicine and gerontology, ed 8, Philadelphia, 2017, Elsevier.

光神霉素

庆大霉素

西咪替丁

表 22 描述低钙血症的实验室鉴别诊断。

Calcium，Urine
钙，尿液

见 "Urine Calcium 尿钙"

Cancer Antigen 15-3（CA 15-3）
癌抗原 15-3（CA 15-3）

正常范围： < 30 U/ml

升高原因： 约 80% 患有转移性乳腺癌的女性。临床敏感性 0.60，特异性 0.87，阳性预测值 0.91。该测试通常用于预测乳腺癌的复发和评估对治疗的反应。在肝癌、胰腺癌、卵巢癌、结直肠癌中也可能升高。良性乳房疾病和肝病也可升高。

表 22　低钙血症实验室鉴别诊断

诊断	血浆检测					尿液检测					注释
	Ca	PO_4	PTH	25(OH)D	1,25(OH)$_2$D	cAMP	PTH后 cAMP	TmP/ GFR	PTH后 TmP/GFR	Ca	
甲状旁腺功能减退症	↓	↑	N/↓	N	↓	↓	↑↑	↑	↓↓	N/↓	PTH 缺乏
假性甲状旁腺功能减退症											
I 型	↓	↑↑	↑↑	N	↓	↓	NC	↑	↑	N/↓	PTH 抵抗；患者可能有 Albright 遗传性骨营养不良和对多种激素的抵抗
II 型	N	N	↑↑	N	↓	↓	↑	↑	↑	N/↓	肾对 cAMP 抵抗
维生素 D 缺乏	↓	N/↓	↑↑	↓↓	N/↓	↑	↑	↓	↓	↓↓	维生素 D 的供给（如，营养）或者吸收不足（如，胰腺功能不全）
维生素 D 依赖性佝偻病											
I 型	↓	N/↓	↑↑	N	↓	↑↑			↓↓	↓↓	肾 25(OH)D-1α-羟化酶活性不足
II 型	↓	N/↓	↑↑	N	↑↑				↓↓	↓↓	1,25(OH)$_2$D 抵抗

cAMP, 环腺苷酸；FHH, 家族性低尿钙高血钙症；GFR, 肾小球滤过率；NC, 无变化或增长长小；PO_4, 磷酸盐；PTH, 甲状旁腺激素；TmP, 肾磷阈；N, 正常。
From Moore WT, Eastman RC: Diagnostic endocrinology, ed 2, St Louis, 1996, Mosby.

Cancer Antigen 27-29（CA 27-29）
癌抗原 27-29（CA 27-29）

正常范围：＜ 38 U/ml

升高原因：约 75% 患有转移性乳腺癌的女性。临床敏感性 0.57，特异性 0.97，阳性预测值 0.83，阴性预测值 0.92。该测试通常用于预测乳腺癌的复发和评估对治疗的反应。在肝癌、胰腺癌、卵巢癌、结直肠癌中也可能升高。良性乳房疾病和肝病也可升高。

Cancer Antigen 72-4（CA 72-4）
癌抗原 72-4（CA 72-4）

正常范围：＜ 4.0 ng/ml

升高原因：胃癌（＞ 50% 的患者升高）。常用于 CA 72-4、CA 19-9 和 CEA 联合监测胃癌治疗后。

Cancer Antigen 125（CA 125）
癌抗原 125（CA 125）

正常范围：＜ 1.4%

该试验使用的是一种抗卵巢肿瘤细胞系组织培养抗原的抗体。各种已发表的评价报告显示，卵巢癌患者的敏感性为 75% ～ 80%。在非卵巢恶性肿瘤和某些良性疾病中，数值升高的发生率也很高（见下文）。在化疗期间，测试值可能会短暂升高。

恶性

卵巢上皮癌，75% ～ 80%（范围 25% ～ 92%；浆液性囊腺癌优于黏液性囊腺癌）

子宫内膜癌，25% ～ 48%（2% ～ 90%）

胰腺癌，59%

结直肠癌，20%（15% ～ 56%）

宫颈腺癌，83%

宫颈鳞状细胞癌或阴道肿瘤，7% ～ 14%

肺癌，32%

乳腺癌，12% ～ 40%

淋巴瘤，35%

良性

肝硬化，40% ～ 80%

急性胰腺炎，38%

急性腹膜炎，75%

子宫内膜异位症，88%

急性盆腔炎，33%

妊娠早期，2% ～ 24%

月经期间（偶尔）

肾衰竭（发生率不明）

正常人，0.6% ～ 1.4%

Captopril Stimulation Test
卡托普利刺激试验

正常范围： 禁食一晚后口服 25 mg 卡托普利进行试验。测试期间，患者应取坐位。服用卡托普利后，醛固酮 < 15 ng/dl，肾素活性 > 2 ng 血管紧张素 I /（ml·h）。

结果分析： 在原发性醛固酮增多症患者中，服用卡托普利后，血浆醛固酮含量较高，血浆肾素活性较低。

Carbamazepine（Tegretol）
卡马西平（得理多）

正常治疗范围： 4 ～ 12 μg/ml

Carbohydrate Antigen 19-9
糖类抗原 19-9

正常范围： < 37.0 U/ml

升高原因： 消化道肿瘤，胰腺癌最常见。升高程度与肿块体积无关。升高也可出现在肝硬化、胆管炎、慢性或急性胰腺炎中。

Carbon Dioxide，Partial Pressure
二氧化碳分压

正常范围：

男性：35 ～ 48 mmHg

女性：32 ～ 45 mmHg

升高原因： 呼吸性酸中毒

降低原因： 呼吸性碱中毒

Carbon Monoxide
一氧化碳

见 "Carboxyhemoglobin 碳氧血红蛋白"

Carboxyhemoglobin
碳氧血红蛋白

正常范围：血红蛋白饱和度 < 2%；吸烟者 < 9%

升高原因：吸烟，暴露于吸烟环境中，暴露于汽车废气，燃气设备故障

Carcinoembryonic Antigen（CEA）
癌胚抗原（CEA）

正常范围：

不吸烟：0 ~ 2.5 ng/ml［0 ~ 2.5 μg/L（CF：1；SMI：0.1 μg/L）］
吸烟者：0 ~ 5 ng/ml［0 ~ 5 μg/L（CF：1；SMI：0.1 μg/L）］

升高原因：

结直肠癌 *，胰腺癌，以及转移性疾病（通常会大幅升高：> 20 ng/ml）

食管癌，胃癌，小肠癌，肝癌，乳腺癌，卵巢癌，肺癌以及甲状腺癌（通常会小幅升高）

良性情况（吸烟、炎性肠病、甲状腺功能减退、肝硬化、胰腺炎、感染）（通常 < 10 ng/ml）

Carotene（serum）
胡萝卜素（血清）

正常范围：50 ~ 250 μg/dl［0.9 ~ 4.6 μmol/L（CF：0.01863；SMI：0.1 μmol/L）］

升高原因：胡萝卜素血症，慢性肾炎，糖尿病，甲状腺功能减退，肾病综合征，高脂血症

降低原因：脂肪吸收不良，脂肪泻，胰腺功能不全，饮食中缺乏类胡萝卜素，高热，肝病

Catecholamines，Urine
儿茶酚胺，尿液

见"Urine Catecholamines 尿儿茶酚胺"

CBC

见"Complete Blood Count（CBC）全血细胞计数（CBC）"

---

* CEA 检测结直肠癌的敏感性为 68%（阈值为 10 μg/L）~ 82%（阈值为 2.5 μg/L），特异性为 97%（阈值为 10 μg/L）~ 80%（阈值为 2.6 μg/L）

CD40 Ligand
CD40 配体

正常范围：< 5 μg/L。CD40 配体是一种可溶性蛋白，从活化的白细胞和血小板中脱落，用于急性冠脉综合征的危险分层。

升高原因：急性冠脉综合征。CD40 配体升高与高死亡率或非致死性心肌梗死（MI）的高发病率有关。

CD4 ＋ T-Lymphocyte Count（CD4 ＋ T cells）
CD4 ＋ T 淋巴细胞计数（CD4 ＋ T 细胞）

计算方式是白细胞总数 × 淋巴细胞百分比 ×CD4 染色淋巴细胞百分比。

本试验主要用于评估 HIV 感染导致的免疫功能障碍。对于 HIV 感染的后遗症——多种机会性感染，它可以作为反映预后的指标和开始预防性治疗的标准之一。CD4 ＋ T 细胞的进行性耗竭会导致临床并发症发生的可能性增加（表 23）。

CEA

见 "Carcinoembryonic Antigen（CEA）癌胚抗原（CEA）"

Cerebrospinal Fluid（CSF）
脑脊液（CSF）

结果分析：

脑脊液外观

澄清：正常。

黄色（CSF 黄变）：收集后 1 h 或更短时间内，用离心机分离的 CSF 的上清液出现黄色，通常是以前出血（蛛网膜下腔出血）的结果；也可能是 CSF 蛋白、脑膜黑素肉瘤来源的黑色素或类胡萝卜素的增加引起的。

粉红色：通常是由于腰椎穿刺出血造成的；颜色一般从管 1 至管 4 逐渐澄清（创伤性穿刺的上清液通常是清澈透明的）。

浑浊：通常表明存在白细胞（出血将导致大约 1 个白细胞 /500 个红细胞进入 CSF）。

CSF 压力：压力升高可伴有脑膜炎、脑膜脑炎、假脑瘤、占位性病变以及颅内出血。

细胞计数：成人的 CSF 通常不含细胞（每立方毫米不超过 5 个单核细胞通常也是正常的）；粒细胞的检出有特征性意义。

表 23　北美 CD4 淋巴细胞计数与某些 HIV 相关感染和肿瘤发病的关系

CD4 计数（/mm³）*	机会性感染或肿瘤	发生率（%）[†]
＞500	带状疱疹，多发性皮肤病	5～10
200～500	肺内及肺外结核分枝杆菌感染	2～20
	口腔毛状白斑	40～70
	念珠菌咽炎（鹅口疮）	40～70
	复发性念珠菌阴道炎	15～30（F）
	卡波西肉瘤，皮肤黏膜	15～30（M）
	细菌性肺炎，复发性	15～20
	宫颈癌	1～2（F）
100～200	肺孢子虫病	15～60
	单纯疱疹，慢性，溃疡性	5～10
	荚膜组织胞浆菌感染，播散性	0～20
	卡波西肉瘤，内脏	3～8（M）
	进行性多灶性白质脑病	2～3
	非霍奇金淋巴瘤	2～5
＜100	念珠菌食管炎	15～20
	鸟-胞内分枝杆菌，播散性	25～40
	刚地弓形虫脑炎	5～25
	隐孢子虫肠炎	2～10
	巨细胞病毒视网膜炎	20～35
	新型隐球菌脑炎	2～5
	巨细胞病毒食管炎或结肠炎	6～12
	淋巴瘤，中枢神经系统	4～8

F，只适用于女性；HIV，人类免疫缺陷病毒；M，只适用于男性。

* 该表显示了 HIV 合并特异性感染或肿瘤初发时的 CD4 计数。每次感染都可能在随后的 HIV 病程中复发或发展。

[†] 即使在美国，特定机会性感染的发病率也存在巨大的区域差异。例如，播散性组织胞浆菌病在密西西比河流域很常见，但在仅生活在东海岸或西海岸的患者中非常罕见。

From Andreoli TE（ed）：Cecil essentials of medicine，ed 5，Philadelphia，2000，WB Saunders.

中性粒细胞：见于细菌性脑膜炎、早期病毒性脑膜脑炎和早期结核性（TB）脑膜炎。框 7 总结了 CSF 中性粒细胞增多的原因。

淋巴细胞增多：结核性脑膜炎，病毒性脑膜脑炎，梅毒性脑膜脑炎，真菌性脑膜炎。框 8 总结了淋巴细胞增多的原因。

框 7　CSF 中性粒细胞增多的原因

脑膜炎
　　细菌性脑膜炎
　　病毒性脑膜脑炎早期
　　结核性脑膜炎早期
　　真菌性脑膜炎早期
　　阿米巴脑脊髓炎
其他感染
　　脑脓肿
　　硬膜下脓肿
　　AIDS 相关的巨细胞病毒神经根病变
癫痫发作之后
中枢神经系统出血之后
　　蛛网膜下腔出血
　　颅内出血
中枢神经系统梗死之后
反复腰椎穿刺的反应
在蛛网膜下腔注射液体（如氨甲蝶呤、造影剂）
与脑脊液接触的转移性肿瘤

AIDS，获得性免疫缺陷综合征。

From McPherson RA，Pincus MR：Henry's clinical diagnosis and management by laboratory methods，ed 23，St Louis，2017，Elsevier.

框 8　CSF 淋巴细胞增多的原因

脑膜炎
　　病毒性脑膜炎
　　结核性脑膜炎
　　真菌性脑膜炎
　　梅毒性脑膜脑炎
　　钩端螺旋体脑膜炎
　　由非典型致病菌引起的细菌性脑膜炎
　　细菌性脑膜炎早期，白细胞计数相对较低
　　寄生虫感染（例如，猪囊尾蚴病、旋毛虫病、弓形虫病）
　　无菌性脑膜炎是脑膜附近的脓毒性病灶引起的

退行性疾病
　　亚急性硬化性全脑炎
　　多发性硬化
　　药物滥用脑病
　　吉兰-巴雷综合征
　　急性播散性脑脊髓炎

续框

> **其他炎症性疾病**
> HaNDL 综合征（头痛伴有神经功能障碍和 CSF 淋巴细胞增多）
> 结节病
> 多神经炎
> 中枢神经系统动脉周围炎

From McPherson RA，Pincus MR：Henry's clinical diagnosis and management by laboratory methods，ed 23，St Louis，2017，Elsevier.

浆细胞增多：框 9 描述了 CSF 浆细胞增多的炎症和感染原因。

嗜酸性粒细胞增多：框 10 总结了 CSF 嗜酸性细胞增多的原因。

蛋白质：血清蛋白通常太大，无法穿过正常的血液-脑脊液屏障；然而，CSF 蛋白增加可能出现在：脑膜炎、创伤性穿刺、中枢神经系统合成增加、组织变性、CSF 循环障碍以及吉兰-巴雷综合征。表 24 总结了血浆和 CSF 蛋白的平均浓度。与 CSF 总蛋白增加相关的情况见框 11。

葡萄糖：

葡萄糖降低可见于细菌性脑膜炎、结核性脑膜炎、真菌性脑膜炎、蛛网膜下腔出血，以及病毒性脑膜炎的一些病例中。

在血清葡萄糖水平极高的患者中，CSF 葡萄糖轻度升高。

表 25 描述了中枢神经系统和脑膜的感染性和炎症性疾病的 CSF 表现。

表 26 总结了 CSF 不同颜色的可能原因。

Ceruloplasmin（serum）
铜蓝蛋白（血清）

正常范围：20 ～ 35 mg/dl［200 ～ 350 mg/L（CF：10；SMI：10 mg/L）］

> **框 9　CSF 浆细胞增多的炎症和感染性原因**
>
> 急性病毒性感染
> 吉兰-巴雷综合征
> 多发性硬化
> 中枢神经系统寄生虫感染
> 结节病
> 亚急性硬化性全脑炎
> 梅毒性脑膜脑炎
> 结核性脑膜炎

From McPherson RA，Pincus MR：Henry's clinical diagnosis and management by laboratory methods，ed 23，St Louis，2017，Elsevier.

框 10　CSF 嗜酸性粒细胞增多的原因

通常相关

急性多神经炎
中枢神经系统对外来物质（药物、分流）的反应
真菌感染
特发性嗜酸性粒细胞增多性脑膜炎
特发性高嗜酸性粒细胞增多综合征
寄生虫感染

很少相关

细菌性脑膜炎
白血病 / 淋巴瘤
骨髓增生性疾病
神经结节病
原发性脑肿瘤
结核性脑膜脑炎
病毒性脑膜炎

Modified from Kjeldsberg CR，Knight JA：Body fluids：laboratory examination of amniotic，cerebrospinal，seminal，serous and synovial fluids，ed 3，Chicago，1993，American Society for Clinical Pathology，with permission. In McPherson RA，Pincus MR：Henry's clinical diagnosis and management by laboratory methods，ed 23，St Louis，2017，Elsevier.

表 24　血浆和 CSF 蛋白的平均浓度

蛋白	CSF（mg/L）	血浆 /CSF 比
前白蛋白	17.3	14
白蛋白	155.0	236
转铁蛋白	14.4	142
血浆铜蓝蛋白	1.0	366
IgG	12.3	802
IgA	1.3	1346
α2- 微球蛋白	2.0	1111
纤维蛋白原	0.6	4940
IgM	0.6	1167
β - 脂蛋白	0.6	6213

Adapted and updated from Felgenhauer K：Protein size and cerebrospinal fluid composition，Klin Wochenschr 52：1158，1974，with permission.（McPherson RA，Pincus MR：Henry's clinical diagnosis and management by laboratory methods，ed 23，St Louis，2017，Elsevier.）

框 11　与 CSF 总蛋白升高相关的情况

创伤性腰椎穿刺
- 血-脑脊液屏障通透性增加
- 蛛网膜炎（例如，氨甲蝶呤治疗后）
- 脑膜炎（细菌性，病毒性，真菌性，结核性）
- 出血（蛛网膜下腔，颅内）
- 内分泌 / 代谢疾病
  乳碱综合征伴有高钙血症
  糖尿病周围神经病
  遗传性神经病和骨髓病
  内分泌功能下降（甲状腺，甲状旁腺）
  其他疾病（尿毒症，脱水）

药物中毒
乙醇，吩噻嗪类药物，苯妥英

脑脊液循环缺陷
机械性梗阻（肿瘤，脓肿，椎间盘突出）
局限性脑脊液积液

IgG 合成增加
多发性硬化

神经梅毒
亚急性硬化性全脑炎

IgG 合成增加以及血-脑脊液屏障通透性增加
吉兰-巴雷综合征
胶原血管疾病（例如，狼疮、动脉炎）
慢性炎性脱髓鞘性多发神经根病

From McPherson RA，Pincus MR：Henry's clinical diagnosis and management by laboratory methods，ed 23，St Louis，2017，Elsevier.

升高：妊娠，雌激素，口服避孕药，肿瘤（白血病、霍奇金淋巴瘤、癌），炎症，系统性红斑狼疮，原发性胆汁性肝硬化，类风湿关节炎

降低：肝豆状核变性（通常＜ 10 mg/dl），肾病综合征，肝病晚期，吸收不良，全胃肠外营养，Menkes 综合征

Chlamydia Group Antibody Serologic Test
衣原体群抗体血清学试验

试验描述：急性期血清和恢复期血清间隔 2 ～ 4 周抽取。急性期和恢复期血清的滴度必须升高 4 倍才能确诊。单次滴度≥ 1：64 提示鹦鹉热或性病淋巴肉芽肿（LGV）。

表 25 中枢神经系统感染性和炎性疾病的脑脊液表现

疾病	压力（mm H$_2$O）	白细胞（/μl）	蛋白质（mg/dl）	糖类（mg/dl）	特殊发现
急性细菌性脑膜炎	通常升高；平均300	几百至10 000以上；通常几个（偶尔<100（特别是早期疾病）；以多形核中性粒细胞为主	通常为100～500，偶尔>1000	超过一半的病例<40	在超过90%的病例中，细菌通常出现在涂片上或在培养时发现
硬膜下脓肿	通常升高；平均300	100以下至几千；以多形核中性粒细胞为主	通常为100～500	正常	除并发脑膜炎外，涂片或培养养无微生物
脑脓肿	通常升高	通常为10～200；液体很少是非细胞的；以淋巴细胞为主	通常为75～400	正常	涂片或培养养无微生物
脑室积脓（脑脓肿破裂）	升高	几千至100 000；多形核中性粒细胞通常>90%	通常为几百	通常<40	可以在涂片或培养中观察到微生物
脑硬膜外脓肿	轻到中度升高	几个至几百个或更多；以淋巴细胞为主	通常为50～200	正常	涂片或培养养中无微生物
硬脊膜外脓肿	通常因脊髓阻滞而减少	通常10～100；以淋巴细胞以及淋巴细胞为主	通常为几百	正常	涂片或培养养中无微生物
血栓性静脉炎（常与硬膜下脓肿有关）	常升高	几个至几百个；多形核中性粒细胞以及淋巴细胞	轻度至中度升高	正常	涂片培养养中无微生物
细菌性心内膜炎（伴有栓塞）	正常或轻度升高	几个至100个以下；多形核中性粒细胞以及淋巴细胞	轻度升高	正常	涂片或培养养中无微生物

续表

疾病	压力（mm H$_2$O)	白细胞（/μl)	蛋白质（mg/dl)	糖类（mg/dl)	特殊发现
急性出血性脑炎	通常升高	几个至1000个以上；以多形核中性粒细胞为主	中度升高	正常	涂片或培养中无微生物
结核感染	通常升高	通常为25～100，很少＞500；除早期多形核中性粒细胞可能占细胞的80%外，以淋巴细胞为主	几乎总是升高；通常100～200；如果脑脊液流动受阻，可能会更高	通常减少；在75%的病例中＜50	抗酸微生物可在蛋白质凝块（膜）涂片上看到，或可从接种过的豚鼠中或通过培养看到
隐球菌感染	通常升高	平均50（0～800）；以淋巴细胞为主	平均100；通常为20～500	在一半以上的病例中减少；通常在伴发性糖尿病的患者中较高	在墨汁涂色和培养（萨布罗氏培养基）中可以看到微生物；通常生长在血琼脂上；可能通过葡萄糖发酵在脑脊液中产生乙醇
梅毒（急性）	通常升高	平均500；通常是淋巴细胞；很少见多形核中性粒细胞	平均100；γ球蛋白常常很高，伴有胶体金曲线异常	正常（很少会减少）	梅毒反应试验结果呈阴性；螺旋体不能通过通常的涂片技术或观察培养来显示
结节病	正常到相当高	0至＜100单核细胞	轻度至中度升高	正常	无特殊发现

From Cherry JD: Feigin and Cherry's pediatric infectious diseases, ed 8, Philadelphia, 2019, Elsevier.

表 26　脑脊液不同颜色相关疾病 / 紊乱

脑脊液上清液颜色	相关疾病 / 异常
粉色	红细胞裂解 / 血红蛋白分解产物
黄色	红细胞裂解 / 血红蛋白分解产物 高胆红素血症脑脊液蛋白 > 150 mg/dl（1.5 g/L）
橘黄色	红细胞裂解 / 血红蛋白分解产物 维生素 A 增多症（类胡萝卜素）
黄绿色	高胆红素血症（胆绿素）
棕褐色	脑膜转移性黑色素瘤

McPherson RA，Pincus MR：Henry's clinical diagnosis and management by laboratory methods，ed 23，St Louis，2017，Elsevier.

Chlamydia Trachomatis PCR
沙眼衣原体 PCR

试验描述：对宫颈拭子、尿液和尿道内拭子进行测试（表 27）

正常：阴性

Chloride（serum）
氯化物（血清）

正常范围：95 ～ 105 mEq/L［95 ～ 105 mmol/L（CF：1；SMI：1 mmol/L）］

表 27　沙眼衣原体检测标本 *

疾病	标本
黏液脓性宫颈炎	宫颈拭子检查，尿
急性尿道综合征（女性）	尿道拭子检查，尿
急性子宫内膜炎	子宫内膜抽吸物
急性输卵管炎	输卵管活检
非淋菌性尿道炎（男性）	尿道拭子检查，尿
包涵体性结膜炎	结膜刮片 / 拭子
沙眼	结膜刮片 / 拭子
性病淋巴肉芽肿	淋巴结抽吸物，溃疡性病变活检，血清
肺炎（婴儿）	血清，气管支气管吸入物，鼻咽拭子检查

* 尿液可用于一些酶联免疫测定和商业核酸扩增试验。

McPherson RA，Pincus MR：Henry's clinical diagnosis and management by laboratory methods，ed 23，St Louis，2017，Elsevier.

升高原因：脱水，过量输注生理盐水，囊性纤维化（发汗试验），甲状旁腺功能亢进，肾小管疾病，代谢性酸中毒，长期腹泻，用药（氯化铵、乙酰唑胺、硼酸、氨苯蝶啶）

降低原因：充血性心力衰竭，抗利尿激素分泌失调综合征，艾迪生病，呕吐，胃抽吸，失盐性肾炎，持续输注 D_5W，噻嗪类利尿剂，出汗，腹泻，烧伤，糖尿病酮症酸中毒

Chloride（sweat）
氯化物（汗液）

正常范围：0 ～ 40 mmol/L

临界 / 不确定：41 ～ 60 mmol/L

与囊性纤维化一致：> 60 mmol/L

水肿、出汗过多和低蛋白血症可导致假性低值。

Chloride，Urine
氯化物，尿

见"Urine Chloride 尿氯化物"

Cholecystokinin-Pancreozymin（CCK，CCK-PZ）
胆囊收缩素–促胰酶素（CCK，CCK-PZ）

正常范围：< 80 pg/ml

升高原因：胰腺疾病，乳糜泻，胃溃疡，胃切除术后，肠易激综合征（IBS），脂肪食物不耐受

Cholesterol，High-Density Lipoprotein
胆固醇，高密度脂蛋白

见"High-Density Lipoprotein（HDL）Cholesterol 高密度脂蛋白（HDL）胆固醇"

Cholesterol，Low-Density Lipoprotein
胆固醇，低密度脂蛋白

见"Low-Density Lipoprotein（LDL）Cholesterol 低密度脂蛋白（LDL）胆固醇"

Cholesterol，Total
总胆固醇

正常范围：随年龄而变化

通常< 200 mg/dl [< 5.20 mmol/L（CF：0.02586；SMI：0.05 mmol/L）]

升高原因： 原发性高胆固醇血症，胆管阻塞，糖尿病，肾病综合征，甲状腺功能减退，原发性胆汁性肝硬化，高胆固醇饮食，妊娠晚期，心肌梗死，药物治疗（固醇类药物、吩噻嗪类药物、口服避孕药）。典型高脂血症表型见表28。

降低原因： 药物治疗（胆固醇合成酶抑制剂、烟酸），饥饿，吸收不良，铁粒幼细胞贫血，地中海贫血，无β脂蛋白血症，甲状腺功能亢进，库欣综合征，肝衰竭，多发性骨髓瘤，真性红细胞增多症，慢性粒细胞白血病，髓样化生，瓦尔登斯特伦巨球蛋白血症，骨髓纤维化

Chorionic Gonadotropins，Human（serum）（hCG）
人绒毛膜促性腺激素（血清）（hCG）

正常范围，血清：

女性，绝经前< 0.8 IU/L；绝经后< 3.3 IU/L

男性：< 0.7 IU/L

升高原因：

妊娠，绒毛膜癌，妊娠滋养细胞肿瘤（包括葡萄胎），胎盘部位滋养细胞肿瘤；人抗鼠抗体（HAMA）可产生 hCG 假阳性。

试验主要用于诊断妊娠。hCG 的浓度在妊娠的最初 6 周明显升高。

正常范围： 随妊娠期而变化：

1 周：5 ～ 50 mU/ml

1 ～ 2 周：50 ～ 550 mU/ml

2 ～ 3 周：高达 5000 mU/ml

3 ～ 4 周：高达 10 000 mU/ml

4 ～ 5 周：高达 50 000 mU/ml

2 ～ 3 个月：10 000 ～ 100 000 mU/ml

在胚胎着床后的 60 ～ 70 天，其峰值接近 100 000 IU/L。

hCG 水平通常每 1 ～ 3 天翻一倍。在浓度< 2000 IU/L 的患者中，2 天后血清 hCG 升高低于 66% 表明自然流产或异位妊娠破裂。

Chymotrypsin
糜蛋白酶

正常范围： < 10 μg/L

升高原因： 急性胰腺炎，慢性肾衰竭，口服酶制剂，胃癌，胰腺癌

降低原因： 慢性胰腺炎，晚期囊性纤维化

表 28 典型高脂血症表型

WHO ICD 以及 OMIM 编号	类型	脂蛋白微粒	甘油三酯	胆固醇	注释
E78.3 238600	1（家族性乳糜微粒血症或 LPL 缺乏）	CM	高	正常	低心脏病风险；遗传性，主要见于儿童患者和年轻人；LPL 或 APOC2 常染色体隐性突变；APOA5 突变、LMF-1 突变以及 GPIHBP1 突变与这种表型相关
E78.0 143890	2A（家族性高胆固醇血症合子以及家族性高胆固醇血症纯合子）	LDL	正常	高	高心脏病风险：主要是多基因病；大约 10% 是单基因病；杂合形式是 LDLR、APOB 或 PCSK9 的突变所致；纯合形式是由于 LDLR 或 LDLRAP1（ARH）的突变所致
E78.4 144250	2B（复合高脂蛋白血症）	VLDL, LDL	高	高	高心脏病风险；多基因病；与 USF1、APOB 和 LPL 的突变有关
E78.2 107741	3（异常 β 脂蛋白血症）	IDL	高	高	高心脏病风险；APOE 基因突变或 APOE2 等位基因纯合
E78.1 144600, 145750	4（原发性高甘油三酯血症）	VLDL	高	正常	心脏病风险低于 2 型或 3 型；多基因病
E78.3 144650	5（混合性高脂血症）	VLDL, CM	高	高	低心脏病风险；多基因病；10% 的患者存在 LPL、APOC2 和 APOA5 突变；APOE、TRIB1、CHREBP、GALNT2、GCKR 和 ANGPTL3 的突变被认为与该病有关

ANGPTL3, 血管生成素样 3；APOA5, 载脂蛋白 A-V；APOB, 载脂蛋白 B；APOC2, 载脂蛋白 C-II；APOE, 载脂蛋白 E；CHREBP, 糖类应答元件结合蛋白（或 MLXIPL）；CM, 乳糜微粒；GALNT2, N-乙酰氨基半乳糖胺转移酶 2；GCKR, 葡糖激酶调节；ICD, 国际疾病分类；IDL, 中密度脂蛋白；LDL, 低密度脂蛋白；LDLRAP1, LDLR 衔接体蛋白质 1（又称为 ARH）；LPL, 脂蛋白脂肪酶；OMIM, 在线人类孟德尔遗传；TRIB1, 三毛同源物 1；USF1, 上游转录因子 1；VLDL, 极低密度脂蛋白；WHO, 世界卫生组织。

McPherson RA, Pincus MR: Henry's clinical diagnosis and management by laboratory methods, ed 23, St Louis, 2017, Elsevier.

Circulating Anticoagulant（lupus anticoagulant）
循环抗凝物（狼疮抗凝物）

正常：阴性

阳性见于：系统性红斑狼疮，药物性狼疮，长期应用吩噻嗪类药物治疗，多发性骨髓瘤，溃疡性结肠炎，类风湿关节炎，产后，血友病，肿瘤，慢性炎症状态，AIDS，肾病综合征

注：这个名字用词不当，因为这些患者容易出现高凝状态和血栓形成。

CK

见 "Creatine Kinase（CK，CPK）肌酸激酶（CK，CPK）"

Clonidine Suppression Test
可乐定抑制试验

结果分析：可乐定可抑制神经源性儿茶酚胺的释放，并可使无嗜铬细胞瘤的高血压患者血浆去甲肾上腺素降低至参考范围。禁食一夜后口服可乐定 4.3 μg/kg 进行试验。3 h 后测量去甲肾上腺素。结果应在既定的参考范围内，并应降低到基线浓度的 50% 以下。去甲肾上腺素降低幅度较小表明患有嗜铬细胞瘤。

Clostridium Difficile Toxin Assay（stool）
艰难梭菌毒素分析（粪便）

正常：阴性

阳性见于：抗生素相关性腹泻以及假膜性结肠炎

CO

见 "Carboxyhemoglobin 碳氧血红蛋白"

Coagulation Factors
凝血因子

凝血因子的特点见表 29。

低凝血因子Ⅷ鉴别诊断见表 30。

各凝血因子参考范围：

a. Ⅴ：> 10%

b. Ⅶ：> 10%

c. Ⅷ：50% ～ 170%

表 29　各类凝血因子的特征

因子	描述性名称	来源	近似半衰期（h）	功能
I	纤维蛋白原	肝	120	纤维蛋白凝块底物（CP）
II	凝血酶原	肝（VKD）	60	丝氨酸蛋白酶（CP）
V	促凝血球蛋白原，不稳定因子	肝	12～36	辅因子（CP）
VII	血清凝血酶原转变加速因子，前转变素	肝（VKD）	6	(?) 丝氨酸蛋白酶（EP）
VIII	抗血友病因子或抗血友病球蛋白	内皮细胞以及(?)其他部位	12	辅因子（IP）
IX	血浆凝血激酶，Christmas 因子	肝（VKD）	24	丝氨酸蛋白酶（IP）
X	Stuart-Prower 因子	肝（VKD）	36	丝氨酸蛋白酶（CP）
XI	血浆凝血活酶前质	(?) 肝	40～84	丝氨酸蛋白酶（IP）
XII	Hageman 因子	(?) 肝	50	丝氨酸蛋白酶接触激活（IP）
XIII	纤维蛋白稳定因子	(?) 肝	96～180	谷氨酰胺转移酶（CP）
前激肽释放酶	Fletcher 因子	(?) 肝	?	丝氨酸蛋白酶接触激活（IP）
高分子量激肽原	Fitzgerald 因子，Flaujeac 因子或 Williams 因子	(?) 肝	?	辅因子，接触激活（IP）

CP，共同途径；EP，外源性途径；IP，内源性途径；VKD，维生素 D 依赖性。
From Noble J（ed）：Primary care medicine，ed 3，St Louis，2001，Mosby.

　　d. IX：60%～136%

　　e. X：＞10%

　　f. XI：50%～150%

　　g. XII：＞30%

表 30 低凝血因子Ⅷ的鉴别诊断

1. 凝血因子Ⅷ< 10%
   （1）重度或中度重度血友病 A 型
   （2）重度 1 型血管性血友病
   （3）3 型血管性血友病
   （4）2N 型血管性血友病
   （5）获得性血友病 A 型
   （6）获得性血管性血友病
2. 凝血因子Ⅷ：10% ～ 50%
   （1）轻度血友病 A 型
   （2）1 型血管性血友病
   （3）2N 型血管性血友病
   （4）凝血因子Ⅷ以及凝血因子Ⅴ联合缺乏

From Hoffman R：Hematology：Basic principles and practice，ed 6，Philadelphia，2013，WB Saunders.

表 31 描述了凝血因子缺乏的实验室筛查结果。表 32 总结了凝血因子的特性及其缺乏时表现。

表 31 凝血因子缺乏的实验室筛查结果

缺乏因子	频率	PT	PTT	TT
Ⅰ（纤维蛋白原）	少见	↑	↑	↑
Ⅱ（凝血酶原）	非常少见	↑	↑	↑
Ⅴ	1：1 000 000	↑	↑	正常
Ⅶ	1：500 000	↑	正常	正常
Ⅷ	1：5000（男性）	正常	↑	正常
Ⅸ	1：30 000（男性）	正常	↑	正常
Ⅹ	1：500 000	↑	↑	正常
Ⅺ	少见 *	正常	↑	正常
Ⅻ /HMWK/PK[†]	少见	正常	↑	正常
ⅩⅢ	少见	正常	正常	↑

HMWK，高分子量激肽原；PK，前激肽释放酶；PT，凝血酶原时间；PTT，部分促凝血酶原时间；TT，凝血酶时间。

* 德系犹太人后裔除外（约 4% 为因子Ⅺ缺乏症杂合子）。

[†] 与临床出血无关。

From Andreoli TE（ed）：Cecil essentials of medicine，ed 5，Philadelphia，2001，WB Saunders.

表 32 凝血因子特征及其缺乏表现

凝血因子	分子量（kDa）	基因定位	正常循环半衰期	发病率	遗传	出血严重程度*
I（纤维蛋白原）	330	4q31.3～q32.1	2～4 天	1:1 000 000	隐性遗传	轻度至重度*
II	72	11p11.2	3～4 天	非常罕见	隐性遗传	轻度至中度
V	330	1q24.2	36 h	1:1 000 000	隐性遗传	中度
V 和Ⅷ联合	—	LMAN1: 18q21.32 MCFD2: 2p21	FV: 36h FⅧ: 10～14h	1:2 000 000	隐性遗传	轻度至中度
Ⅶ	50	13q34	3～6 h	1:500 000	隐性遗传	轻度至重度
Ⅷ	330	Xq28	10～14 h	1:10 000	性染色体连锁	轻度至重度
Ⅸ	56	Xq27	18～24 h	1:30 000	性染色体连锁	轻度至重度
Ⅹ	58	13q34	40～60 h	1:500 000	隐性遗传	轻度至重度
Ⅺ	160	4q35.2	40～70 h	罕见†	隐性遗传	轻度至中度
Ⅻ	80	5q33-qter	50～70 天	罕见	隐性遗传	不出血
PK	88	4q33-q35	未知	非常罕见	隐性遗传	不出血
HK	120	3q27	9～10 h	极其罕见	隐性遗传	不出血
ⅩⅢ	320	A: 6p25.1 B: 1q31.3	11～14 天	<1:1 000 000	隐性遗传	中度至重度

HK，高分子量激肽原；PK，前激肽释放酶。
* 可能与血栓形成有关。
† 除犹太系犹太人后裔外，少见。
From McPherson RA, Pincus MR: Henry's clinical diagnosis and management by laboratory methods, ed 23, St Louis, 2017, Elsevier.

Cobalamin，Serum
钴胺素，血清

见"Vitamin B12（cobalamin）维生素 B12（钴胺素）"

Cold Agglutinins Titer
冷凝集素滴度

正常范围：< 1 : 32

升高原因：

原发性非典型病原体肺炎（支原体肺炎），传染性单核细胞增多症，巨细胞病毒感染

其他：肝硬化，获得性溶血性贫血，冻疮，多发性骨髓瘤，淋巴瘤，疟疾

Complement
补体

正常范围：

C3：$70 \sim 160\,\mathrm{mg/dl}$ [$0.7\,\mathrm{g/L} \sim 1.6\,\mathrm{g/L}$（CF：0.01；SMI：$0.1\,\mathrm{g/L}$）]

C4：$20 \sim 40\,\mathrm{mg/dl}$ [$0.2\,\mathrm{g/L} \sim 0.4\,\mathrm{g/L}$（CF：0.01；SMI：$0.1\,\mathrm{g/L}$）]

异常值：

C3 下降：SLE 活动期，免疫复合体病，急性肾小球肾炎，先天性 C3 缺乏症，膜增生性肾小球肾炎，感染性心内膜炎，血清病，自身免疫性 / 慢性活动性肝炎

C4 下降：免疫复合体病，SLE 活动期，感染性心内膜炎，先天性 C4 缺乏症，遗传性血管性水肿，高丙种球蛋白血症，冷球蛋白血症血管炎。注：补体系统命名规则复杂；因此，框 12 给出了一些基本定义。

Complement Deficiency
补体缺乏症

表 33 描述了补体缺乏症状态。

Complete Blood Count（CBC）
全血细胞计数（CBC）

评估中性粒细胞减少症患者的方法见图 17。

正常范围：

白细胞 $3200 \sim 9800/\mathrm{mm^3}$ [$（3.2 \sim 9.8）\times 10^9/\mathrm{L}$（CF：0.001；SMI：$0.1 \times 10^9/\mathrm{L}$）]

框 12　定义

经典途径：C1，C4，C2，C3 和补体末端成分。

替代途径：因子 B，因子 D，备解素和补体末端成分。

凝集素激活途径：MBL，MASP1，MASP2，C3 和补体末端成分。

过敏原：C3a，C4a，C5a。这些都是使平滑肌收缩、肥大细胞脱颗粒、中性粒细胞聚集增强、血管通透性增加的介质。

调理作用：使粒子更容易被吞噬。

C3 自发激活：该词偶尔被用来描述 C3 的自发水解。

膜攻击复合物（终端成分）：C5、C6、C7、C8、C9。

CH50：用于定义血清溶解 50% 致敏绵羊红细胞的稀释倍数。该试验通过补体末端成分检测经典通路的完整性。

AH50：用于定义血清溶解 50% 未致敏兔红细胞的稀释度。该试验通过补体末端成分检测替代通路的完整性。

From Adkinson NF et al: Middleton's allergy principles and practice, ed 8, Philadelphia, 2014, WB Saunders.

红细胞

男性：$(4.3 \sim 5.9) \times 10^6/\text{mm}^3$ [$(4.3 \sim 5.9) \times 10^{12}/\text{L}$（CF：0.001；SMI：$0.1 \times 10^{12}/\text{L}$）]

女性：$(3.5 \sim 5.0) \times 10^6/\text{mm}^3$ [$(3.5 \sim 5) \times 10^{12}/\text{L}$（CF：0.001；SMI：$0.1 \times 10^{12}/\text{L}$）]

血红蛋白

男性：13.6 ～ 17.7 g/dl [136 ～ 172 g/L（CF：10；SMI：1 g/L）]

女性：12.0 ～ 15.0 g/dl [120 ～ 150 g/L（CF：10；SMI：1 g/L）]

血细胞比容

男性：39% ～ 49% [0.39 ～ 0.49（CF：0.01；SMI：0.01）]

女性：33% ～ 43% [0.33 ～ 0.43（CF：0.01；SMI：0.01）]

平均红细胞体积（MCV）：76 ～ 100 μm³ [76 ～ 100 fl（CF：1；SMI：1 fl）]

平均红细胞血红蛋白量（MCH）：27 ～ 33 pg [27 ～ 33 pg（CF：1；SMI：1 pg）]

平均红细胞血红蛋白浓度（MCHC）：33 ～ 37 g/dl [330 ～ 370 g/L（CF：10；SMI：10 g/L）]

红细胞分布宽度指数（RDW）：11.5% ～ 14.5%

血小板计数：$(130 \sim 400) \times 10^3/\text{mm}^3$ [$(130 \sim 400) \times 10^9/\text{L}$（CF：1；SMI：$5 \times 10^9/\text{L}$）]

细胞分类：

2 ～ 6 次穿刺（条带，早期成熟中性粒细胞）

表 33　补体缺乏状态

成分	报道的病例数	遗传模式	功能缺陷	相关疾病
经典途径				
C1qrs	31	ACD	IC处理受损，C'激活延迟，免疫反应受损	CVD（48%；感染（荚膜菌），22%；并发，18%；健康，12%
C4	21	ACD	缺乏特异性抗体时C'激活受损	感染（脑膜炎球菌），74%；健康，26%
C2	109	ACD		
替代途径				
D	3	ACD	IC处理受损，opson/phag；粒细胞增多，CTX，免疫应答和SBA缺乏	CVD，79%；复发感染（荚膜菌），71%
P	70	XL		
经典途径和替代途径交叉				
C3	19	ACD	CTX受损；SBA缺乏	感染（奈瑟菌，主要是脑膜炎球菌），58%；CVD，4%
补体末端成分				
C5	27	ACD	SBA缺乏	并发，1%
C6	77	ACD		健康，25%
C7	73	ACD		

续表

成分	报道的病例数	遗传模式	功能缺陷	相关疾病
C8	73	ACD		
C9	165	ACD	SBA 受损	健康，91%；感染，9%
调节 C′激活血浆蛋白				
C1-INH	多	AD	C′激活时不受控制地产生炎症介质	遗传性血管性水肿
H	13	Acq	不受控制的 AP 激活→C3 降低	CVD，40%；CVD 合并感染（荚膜菌），40%；健康，20%
I	14	ACD	不受控制的 AP 激活→C3 降低	感染（荚膜菌），100%
调节 C′激活的膜蛋白	多	Acq	C3b 和 C8 在宿主红细胞上沉积的调节受损；PMN，血小板→细胞裂解	阵发性睡眠性血红蛋白尿
衰变加速因子				
同源限制因子				
CD59	＞20	ACD	PMN 黏附功能受损（着边）、CTX、C3bi 介导的 opson/phag	感染（金黄色葡萄球菌，假单胞菌），100%
CR3 自身抗体				

续表

成分	报道的病例数	遗传模式	功能缺陷	相关疾病
C3致肾炎因子	>59	Acq	稳定AP，转化酶→C3降低	MPGN，41%；PLD，25%；感染（奈瑟菌），16%；MPGN＋PLD，10%；PLD＋感染，5%；MPGN＋PLD＋感染，3%；MPGN＋感染，2%
C4致肾炎因子		Acq	稳定CP，C3转化酶→C3降低	肾小球肾炎，50%；CVD，50%

ACD, 常染色体共显性；Acq, 获得性；AD, 常染色体显性遗传；C, 补体；C1-INH, C1酯酶抑制因子；CP, 经典途径；CTX, 趋化性；CVD, 胶原血管疾病；IC, 免疫复合物；MPGN, 膜增生性肾小球肾炎；PLD, 局部脂肪代谢障碍；PMN, 多形核中性粒细胞；SBA, 血清杀菌活性；XL, X连锁。
From Mandell GL: Mandell, Douglas, and Bennett's principles and practice of infectious diseases, ed 6, New York, 2005, Churchill Livingstone.

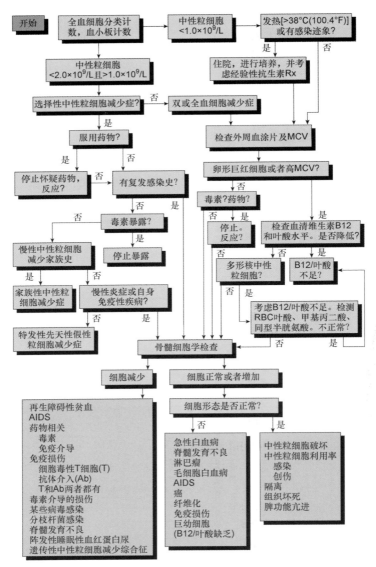

图 17　评估中性粒细胞减少症患者的实用流程图。基本的诊断原则是，对于严重中性粒细胞减少症患者，或白细胞减少症或全血细胞减少症的患者，骨髓检查是必要的，除非诊断是：①营养缺乏（叶酸或维生素 B12）或②药物或者毒素引起的中性粒细胞减少症，其中性粒细胞减少在停药后缓解。AIDS，获得性免疫缺陷综合征；MCV，平均红细胞体积；RBC，红细胞〔From Goldman L，Ausiello D（eds）：Cecil textbook of medicine，ed 24，Philadelphia，2012，WB Saunders.〕

60 ～ 70 片段（成熟的中性粒细胞）

1 ～ 4 个嗜酸性粒细胞

0 ～ 1 个嗜碱性粒细胞

2 ～ 8 个单核细胞

25 ～ 40 个淋巴细胞

Conjugated Bilirubin
结合胆红素

见"Bilirubin，Direct（conjugated bilirubin）直接胆红素（结合胆红素）"

Copper（serum）
铜（血清）

正常范围： 70 ～ 140 μg/dl［11 ～ 22 μmol/L（CF：0.1574，SMI：0.2 μmol/L）］

降低原因： 肝豆状核变性，Menkes 综合征，吸收不良，营养不良，肾病，全肠外营养，急性白血病缓解期

升高原因： 再生障碍性贫血，胆汁性肝硬化，系统性红斑狼疮，血色素沉着症，甲状腺功能亢进，甲状腺功能减退，感染，缺铁性贫血，白血病，淋巴瘤，口服避孕药，恶性贫血，类风湿关节炎

Copper，Urine
铜，尿液

见"Urine Copper 尿铜"

Corticotropin Releasing Hormone（CRH）Stimulation Test
促肾上腺皮质激素释放激素（CRH）刺激试验

正常： 每 6 h 给予 0.5 mg 地塞米松，连续 2 天；最后一次给药后 2 h，静脉注射 CRH 1 μg/kg。15 min 后抽取样本。通常 ACTH 或皮质醇的平均基线浓度会增加 2 ～ 4 倍。皮质醇＞ 1.4 μg/L 可确诊（诊断性和特异性几乎为 100%）。

结果解释：

正常或过度反应：垂体库欣病

无反应：异位 ACTH 分泌瘤

CRH 阳性反应或高剂量地塞米松抑制反应对库欣病有 97% 的阳性预测值。然而，两种检查均无反应，只有 64% ～ 78% 的患者排除了库欣病。当同时考虑这些试验时，两者的阴性反应对异位 ACTH

分泌的预测值为 100%。

Cortisol，Plasma
皮质醇，血浆

正常范围：

随采集时间变化（昼夜变化）：

上午 8 时：4 ～ 19 μg/dl［110 ～ 520 nmol/L（CF：27.59；SMI：10 nmol/L）］

下午 4 时：2 ～ 15 μg/dl［50 ～ 410 nmol/L（CF：27.59；SMI：10 nmol/L）］

升高原因：异位促肾上腺皮质激素的产生（即肺燕麦细胞癌），正常昼夜节律紊乱，妊娠，慢性肾衰竭，医源性，应激，肾上腺或垂体增生，腺瘤

降低原因：原发性肾上腺皮质功能不全，垂体前叶功能减退，继发性肾上腺皮质功能不全，肾上腺生殖综合征

C-Peptide
C- 肽

升高原因：胰岛素瘤，磺酰脲类药物

降低原因：胰岛素依赖型糖尿病，人为注射胰岛素

Coombs Direct
直接 Coombs 试验

见 "Direct Antiglobulin（Coombs direct）直接抗球蛋白（直接 Coombs）"

Coombs Indirect
间接 Coombs 试验

见 "Indirect Antiglobulin（Coombs indirect）间接抗球蛋白（间接 Coombs）"

CPK

见 "Creatine Kinase（CK，CPK）肌酸激酶（CK，CPK）"

C-Reactive Protein
C 反应蛋白

正常范围：6.8 ～ 820 μg/dl［68 ～ 8200 μg/L（CF：10；SMI：

10 μg/L）〕

升高原因：类风湿关节炎，风湿热，炎症性肠病，细菌感染，心肌梗死，口服避孕药，妊娠晚期（急性期反应物），炎症和肿瘤疾病。红细胞沉降率和 C 反应蛋白比较见表 34，与 C 反应蛋白水平升高有关情况见表 35。

表 34　红细胞沉降率与 C 反应蛋白比较

	红细胞沉降率	C 反应蛋白
优点	文献中有大量临床资料 可以反映整体健康状况	对炎症刺激反应迅速 临床相关值可检测范围广 不受年龄和性别影响 反映了急性期蛋白值 可以测量储存的血清样本 定量准确，重复性好
缺点	受年龄和性别影响 受红细胞形态影响 受贫血和红细胞增多症影响 反映许多血浆蛋白的水平，并非所有血 　浆蛋白都是急性期蛋白 对炎症刺激反应缓慢 需要新鲜样本 可能受药物影响	无

From Firestein GS et al：Kelley's textbook of rheumatology, ed 9, Philadelphia, 2013, WB Saunders.

表 35　C 反应蛋白水平升高的相关情况

正常或轻度升高 （ < 1 mg/dl ）	中度升高 （ 1 ～ 10 mg/dl ）	显著升高 （ > 10 mg/dl ）
剧烈运动 普通感冒 妊娠 牙龈炎 癫痫发作 抑郁症 胰岛素抵抗和糖尿病 基因多态性 肥胖	心肌梗死 恶性肿瘤 胰腺炎 黏膜感染（支气管炎、 　膀胱炎） 大多数结缔组织病 类风湿关节炎	急性细菌感染（80% ～ 85%） 重大创伤 系统性血管炎

From Firestein GS et al：Kelley's textbook of rheumatology, ed 9, Philadelphia, 2013, WB Saunders.

C-Reactive Protein, High Sensitivity (hs-CRP, cardio-CRP)
超敏 C 反应蛋白 (hs-CRP, cardio-CRP)

是心脏病的危险标志物。在心血管事件发生前若干年的无症状动脉粥样硬化患者中即可增加，且增加与胆固醇水平和其他脂蛋白无关。它可以用于心脏疾病风险分级。

结果解释

cardio-CRP 结果 (mg/L)	风险
0.6	最低风险
0.7 ~ 1.1	低风险
1.2 ~ 1.9	中风险
2.0 ~ 3.8	高风险
3.9 ~ 4.9	最高风险
≥ 5.0	结果可能与急性炎性疾病相混淆。如果有临床指征，应在 2 周或 2 周以上进行重复试验

Creatine Kinase (CK, CPK)
肌酸激酶 (CK, CPK)

图 18 描述了肌酸激酶升高的诊断流程。

正常范围： $0 \sim 130$ U/L $[0 \sim 2.16$ μkat/L (CF：0.01667；SMI：0.01 μkat/L)]

升高原因： 心肌梗死，心肌炎，横纹肌溶解，肌炎，挤压伤 / 外伤，多发性肌炎，皮肌炎，剧烈运动，肌肉营养不良，黏液水肿，癫痫发作，恶性热疗综合征，肌内注射，脑血管意外，肺栓塞和梗死，急性主动脉夹层

降低原因： 使用糖皮质激素，肌萎缩，结缔组织病，酒精性肝病，转移性肿瘤

Creatine Kinase Isoenzymes
肌酸激酶同工酶

CK-BB

升高原因： 脑血管意外，蛛网膜下腔出血，肿瘤 (前列腺、胃肠道、脑、卵巢、乳房、肺)，严重休克，肠梗死，体温过低，脑膜炎

CK-MB

升高原因： 心肌梗死 (MI)，心肌炎，心包炎，肌营养不良，心脏除颤，心脏手术，广泛横纹肌溶解，剧烈运动 (马拉松运动员)，混合结缔组织病，心肌病，体温过低

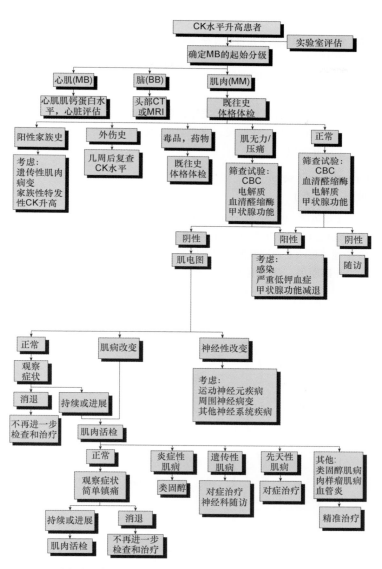

图 18　肌酸激酶升高评估〔Modified and updated from Greene HL et al（eds）：Decision making in medicine，ed 2，St Louis，1998，Mosby.〕

注：CK-MB 在血液中以两种亚型存在。心肌细胞释放出 MB_2，在血液中转化为 MB_1。心肌梗死（$CK\text{-}MB_2 \geqslant 1.0$ U/L，$CK\text{-}MB_2/CK\text{-}MB_1 \geqslant 1.5$）在发病 6 h 内即可快速检测到。

图 19 显示了急性心肌梗死后 CK、AST、肌钙蛋白和乳酸脱氢酶（LDH）活性的时间进程。

CK-MM

升高原因： 挤压伤，癫痫发作，恶性高热综合征，横纹肌溶解，肌炎，多发性肌炎，皮肌炎，剧烈运动，肌肉营养不良，肌内注射，急性主动脉夹层

Creatinine（serum）
肌酐（血清）

正常范围： $0.6 \sim 1.2$ mg/dl [$50 \sim 110$ μmol/L（CF：88.4；SMI：10 μmol/L）]。图 20 显示了肌酐清除率和血清肌酐之间的关系。框 13 描述了可改变血清肌酐水平的因素。

升高原因： 肾功能不全（急性和慢性），肾灌注减少（低血压、

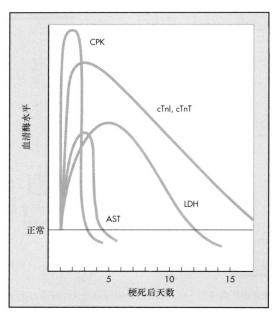

图 19　心肌梗死后酶水平变化。 AST，谷草转氨酶；CPK，肌酸激酶；cTnI，肌钙蛋白 I；cTnT，肌钙蛋白 T；LDH，乳酸脱氢酶 [From Greene HL et al（eds）：Decision making in medicine, ed 2, St Louis, 1998, Mosby.]

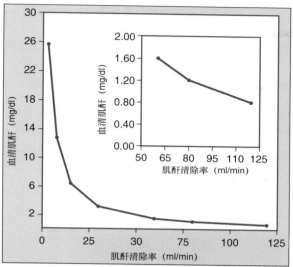

图 20　肌酐清除率与血清肌酐的关系。在稳定状态下，肌酐清除率每降低 50%，血清肌酐应增加 2 倍。插图显示当肌酐清除率从 120 ml/min 降至 60 ml/min 时血清肌酐变化的放大视图。当肌酐清除率为 120 ml/min 时，如果血清肌酐为 0.8 mg/dl，肌酐清除率可降低 33%，使升高的血清肌酐仍在正常范围内（From Vincent JL et al：Textbook of critical care，ed 6，Philadelphia，2011，WB Saunders.）

框 13　影响血清肌酐（Cr）水平的因素

内源性
肌量减少：↓
高胆红素血症：↓

外源性
抑制肾小管分泌的药物（甲氧苄啶、西咪替丁）：↑

干扰实验室检测的药物 *
氟胞嘧啶和头孢西丁：↑
儿茶酚胺：↓

---

* 因使用的化验类型而异。

From Parrillo JE，Dellinger RP：Critical care medicine，principles of diagnosis and management in the adult，ed 4，Philadelphia，2014，Elsevier.

脱水、充血性心力衰竭），尿路感染，横纹肌溶解，酮血症
　　药物〔抗生素（氨基糖苷类、头孢菌素）、乙内酰脲、利尿剂、甲基多巴〕

表 36 总结了急性肾损伤的 RIFLE 标准。表 37 描述了急性肾损伤（AKI）的分类。

假性升高原因： 糖尿病酮症酸中毒，服用某些头孢菌素（如头孢西丁、头孢噻吩）

降低原因： 肌肉量下降（包括截肢者和老年人），妊娠，长期虚弱

Creatinine Clearance
肌酐清除率

正常范围：$75 \sim 124$ ml/min[$1.24 \sim 2.08$ ml/s(CF：0.01667；SMI：0.02 ml/s)]

表 38 是估算肾清除率的常用公式。

表 36　急性肾损伤的 RIFLE 标准

	肾小球滤过率（GFR）与血清肌酐变化	尿量变化
R（风险）	血清肌酐增加 > 1.5 倍	尿量 < 0.5 ml/（kg·h），> 6 h
I（损伤）	GFR 下降 > 25% 血清肌酐增加 > 2 倍	尿量 < 0.5 ml/（kg·h），> 12 h
F（衰竭）	GFR 降低 > 50% 血清肌酐增加 > 3 倍	尿量 < 0.3 ml/（kg·h），> 24 h 无尿 > 12 h
L（丧失）	GFR 下降 > 75% 血清肌酐 > 4 mg/dl 肾功能完全丧失 > 4 周	
E（终末期肾病）	终末期肾病 > 3 个月	

From McPherson RA，Pincus MR：Henry's clinical diagnosis and management by laboratory methods，ed 23，St Louis，2017，Elsevier.

表 37　急性肾损伤（AKI）标准的新分类

分期	血清肌酐标准	尿量标准
1	> 0.3 mg/dl（26.4 μmol/L）或 > 150% ~ 200%	< 0.5 ml/kg，持续时间 > 6 h
2	> 200% ~ 300%	< 0.5 ml/kg，持续时间 > 12 h
3	> 300%，4 mg/dl（354 μmol/L）或急性增加 > 0.5 mg/dl	< 0.3 ml/kg 持续 > 24 h 或无尿 > 12 h

From McPherson RA，Pincus MR：Henry's clinical diagnosis and management by laboratory methods，ed 23，St Louis，2017，Elsevier.

表 38　估算肾清除率的常用公式 [1, 2, 3, 4, 5]

公式名称	测量项目	公式	注意事项
Cockcroft-Gault	CrCl（ml/min）	（140－年龄）×BW/（S_{Cr}×72）（×0.85 如果是女性）	• 肾功能急剧恶化的患者计算结果不准确 • 体重参数在肥胖患者中是否准确是有争议的
修正的 MDRD（4 个变量）	GFR[ml/（min·1.73 m²）]	175×$S_{Cr}^{-1.154}$×年龄$^{-0.203}$（×0.742 如果是女性）（×1.21 如果是非裔美国人）	• 肾功能急剧恶化的患者计算结果不准确 • 必须通过将估算的 GFR×（估算的 BSA/1.73 m²）来实现 BSA 的个性化 • 关于肥胖、老年或肝病患者的资料很少
肥胖 1（Winter et al.[2]）	CrCl（ml/min）	（140－年龄）×BW/（S_{Cr}×72）（×0.85 如果是女性）可使用不同重量单位	• 体重不足使用实际重量 • 正常体重使用理想体重 • 如果 BMI 为 26～50，则使用 40% 系数调整后的体重＝[（实际体重－理想体重）×0.4]＋理想体重
肥胖 2（Demirovic et al.[5]）	CrCl（ml/min）	（140－年龄）×LBW/（S_{Cr}×72）（×0.85 如果是女性）	• 针对 BMI > 40 kg/m² • LBW$_{男性}$＝（9270×TBW）/（6680＋216×BMI） • LBW$_{女性}$＝（9270×TBW）/（8780＋244×BMI）

续表

公式名称	测量项目	公式	注意事项
半胱氨酸蛋白酶抑制剂C	eGFR (ml/min)	$135 \times \min(S_{cr}/\kappa, 1)^{\alpha} \times \max(S_{cr}/\kappa, 1)^{-0.601} \times \min(S_{cys}/0.8, 1)^{-0.375} \times \max(S_{cys}/0.8, 1)^{-0.711} \times$ $0.995^{年龄}(\times 0.969 如果是女性)(\times 1.08 如果是非裔美国人)$ $\kappa = -0.7$(如果是女性),0.9(如果是男性) $\alpha = -0.248$(如果是女性),0.207(如果是男性) $\min(S_{cr}/\kappa, 1) = S_{cr}/\kappa$ 或 1 取较小值 $\max(S_{cr}/\kappa, 1) = S_{cr}/\kappa$ 或 1 取较大值 $\min(S_{cys}/0.8, 1) = S_{cys}/0.8$ 或 1 取较小值 $\max(S_{cys}/0.8, 1) = S_{cys}/0.8$ 或 1 取较大值	

BMI,体重指数;BSA,体表面积;BW,体重(kg);CrCl,肌酐清除率;eGFR,估计的肾小球滤过率;LBW,瘦体重;GFR,肾小球滤过率;MDRD,肾病方程式中饮食调整;S_{cr},血清肌酐;S_{cys},血清半胱氨酸蛋白酶抑制剂C;TBW,总体重。

理想体重=(男性身高-60)×2.3 + 50 kg(男性)或 45.5 kg(女性)。

[1] Cockcroft DW, Gault MH. Prediction of creatinine clearance from serum creatinine. Nephron. 1976; 16: 31-41.

[2] Winter MA, Guhr KN, Berg GM. Impact of various body weights and serum creatinine concentrations on the bias and accuracy of the Cockcroft-Gault equation. Pharmacotherapy. 2012; 32: 604-612.

[3] Inker LA, Schmid CH, Tighiourt H, et al. Estimating glomerular filtration rate from serum creatinine and cystatin C. N Engl J Med. 2012; 367: 20-29.

[4] Levey AS, Coresh J, Greene T, et al. Expressing the Modification of Diet in Renal Disease Study equation for estimating glomerular filtration rate with standardized serum creatinine values. Clin Chem. 2007; 53: 766-772.

[5] Demirovic JA, Pai AB, Pai MJ. Estimation of creatinine clearance in morbidly obese patients. Am J Health Syst Pharm. 2009; 66: 642-648.

From Parrillo JE, Dellinger RP: Critical care medicine, principles of diagnosis and management in the adult, ed 5, Philadelphia, 2019, Elsevier.

框 14 介绍了计算肌酐清除率的 Cockcroft-Gault 公式。

升高原因：妊娠，运动

降低原因：肾功能不全，药物（西咪替丁、普鲁卡因胺、抗生素、奎尼丁）

框 14　计算肌酐清除率（C_{cr}）的 Cockcroft-Gault 公式

$$C_{cr} = \frac{（140 - 年龄）\times [瘦体重（kg）]}{S_{cr}（mg/dl）- 72}$$

Creatinine，Urine
肌酐，尿液

见 "Urine Creatinine 尿肌酐"

Cryoglobulins（serum）
冷球蛋白（血清）

正常：阴性

阳性见于：胶原血管疾病，慢性淋巴细胞性白血病，溶血性贫血，多发性骨髓瘤，瓦尔登斯特伦巨球蛋白血症，慢性活动性肝炎，霍奇金病

Cryptosporidium Antigen By EIA（stool）
EIA 法检测隐孢子虫抗原（粪便）

正常：阴性

阳性见于：隐孢子虫病

CSF

见 "Cerebrospinal Fluid（CSF）脑脊液（CSF）"

Cystatin C
半胱氨酸蛋白酶抑制剂 C

正常值：这是一种半胱氨酸蛋白酶抑制剂，由所有有核细胞以恒定的速率产生。它被肾小球自由过滤，并被肾小管重吸收（但不被分泌），且不存在肾外排泄。它的浓度不受饮食、肌量或急性炎症的影响。通过颗粒增强散射免疫比浊法（PENIA）测量的正常范围为 < 0.28 mg/L。

升高原因：肾病。可以很好地预测急性肾小管坏死的严重程度。

在肾小球滤过率受损的早期阶段，半胱氨酸蛋白酶抑制剂 C 比肌酐升高得更快。半胱氨酸蛋白酶抑制剂 C 浓度是老年人心力衰竭的独立危险因素，相比血清肌酐浓度提供了更好的风险评估方法。

Cystic Fibrosis PCR
囊性纤维化 PCR

试验说明：可以对全血或组织进行检测。囊性纤维化跨膜调节（CFTR）基因的常见突变可用于检测 75% ～ 80% 的突变等位基因。

Cytomegalovirus By PCR
PCR 检测巨细胞病毒

试验说明：可以对全血、血浆或组织进行测试。PCR 对定性高度敏感，但可能无法区分潜伏期感染和活动性感染。

刘孜卓　译　王科宇　审校

D-Dimer
D- 二聚体

正常范围：< 0.5 μg/ml

升高原因：深静脉血栓（DVT），肺栓塞，高水平的类风湿因子，任何可激活凝血和纤溶系统的因素

酶联免疫吸附试验（ELISA）检测 D- 二聚体有助于诊断 DVT 和肺栓塞。这项试验有很大的局限性，因为只要凝血和纤溶系统被激活时它就会升高，同时类风湿因子水平高时会出现假性升高。

D- 二聚体阳性提示肺栓塞（pulmonary embolism，PE）可能，但不能诊断肺栓塞。D- 二聚体阳性且临床怀疑为肺栓塞的患者需要进行其他检查，如胸部 CT 来确认诊断。

D- 二聚体阴性且肺栓塞预测概率低的患者可排除肺栓塞。

Dehydroepiandrosterone Sulfate
硫酸脱氢表雄酮

正常：

男性：

19 ～ 30 岁：125 ～ 619 μg/dl

31 ～ 50 岁：59 ～ 452 μg/dl

51 ～ 60 岁：20 ～ 413 μg/dl

61 ～ 83 岁：10 ～ 285 μg/dl

女性：

19 ～ 30 岁：29 ～ 781 μg/dl

31 ～ 50 岁：12 ～ 379 μg/dl

绝经后：30 ～ 260 μg/dl

升高原因：多毛症、先天性肾上腺增生、肾上腺癌、肾上腺腺瘤、多囊卵巢综合征、异位 ACTH 瘤、库欣病、螺内酯

Dehydrotestosterone（serum，urine）
去氢睾酮（血清，尿液）

正常：

血清：男性：30 ～ 85 ng/dl；女性：4 ～ 22 ng/dl

24 h 尿液：男性：20 ～ 50 μg；女性：< 8 μg

升高原因： 多毛症

降低原因： 5α- 还原酶缺乏，性腺功能减退

Deoxycorticosterone（11-deoxycorticosterone，DOC）（serum）
脱氧皮质酮（11- 脱氧皮质酮，DOC）（血清）

正常：2 ～ 19 ng/dl。正常分泌依赖于促肾上腺皮质激素，地塞米松可抑制其分泌。

升高原因： 17- 和 11- 羟化酶缺乏引起的肾上腺生殖综合征，妊娠期

降低原因： 子痫前期

Dexamethasone Suppression Test，Overnight
过夜地塞米松抑制试验

正常：晚上 11 点口服 1 mg 地塞米松，第二天早上 8 点检测血清皮质醇。正常反应是皮质醇抑制 < 3 μg/dl；如果给予 4 mg 地塞米松，皮质醇抑制将小于基线的 50%。

结果解释： 库欣综合征（< 10 μg/dl）、内源性抑制（半数患者抑制检测值 < 5 μg/dl）。大多数垂体库欣病患者表现为抑制，而肾上腺腺瘤、癌和异位 ACTH 瘤的患者则无该表现。

Digoxin
地高辛

正常治疗范围： 0.5 ～ 2 ng/ml

升高原因： 肾功能受损，给药过量，同时使用奎尼丁、胺碘酮、维拉帕米、氟西汀、硝苯地平。在存在低钾血症、低镁血症和高钙血症时，低血药浓度可能会发生毒性反应。

Dilantin
狄兰汀

见 "Phenytoin（Dilantin）苯妥英（狄兰汀）"

Direct Antiglobulin（Coombs direct）
直接抗球蛋白（直接 Coombs）

正常：阴性

阳性见于：自身免疫性溶血性贫血，胎儿红细胞增多症，输血反应，药物（α-甲基多巴、青霉素、四环素、磺胺类、左旋多巴、头孢菌素、奎尼丁、胰岛素）

假阳性见于：在冷凝集素存在时可见

直接和间接抗球蛋白技术的应用见表 39。

Disaccharide Absorption Tests
双糖吸收试验

正常：该试验用于诊断由于双糖缺乏引起的吸收不良。按照 1 g/kg 剂量口服双糖，最多口服 25 g。在 0 min、30 min、60 min、90 min 和 120 min 时抽取血液。正常反应是空腹血糖值 > 30 mg/dl，当血糖为 20 ~ 30 mg/dl 时无法确定是否有该疾病，当血糖 < 20 mg/dl 时为异常反应。也可以通过测量 0 min、30 min、60 min、90 min 和 120 min 的气体进行测试。在结肠吸收前 H_2 高于基线水平 20 ppm 为正常。

降低原因：双糖缺乏（乳糖、果糖、山梨糖醇），乳糜泻，腹泻，急性胃肠炎

DOC

见 "Deoxycorticosterone（11-deoxycorticosterone，DOC）（serum）脱氧皮质酮（11- 脱氧皮质酮，DOC）（血清）"

Donath-Landsteiner（D-L）**Test For Paroxysmal Cold Hemoglobinuria**
阵发性冷性血红蛋白尿症的 Donath-Landsteiner（D-L）**试验**

正常：无溶血

结果解释：溶血表明存在双热性冷溶血素或 Donath-Landsteiner 抗体（D-L 抗体）

Dopamine
多巴胺

正常范围：175 pg/ml

升高原因：嗜铬细胞瘤，神经母细胞瘤，压力，剧烈运动，某些食物（香蕉、巧克力、咖啡、茶、香草）

表 39　直接和间接抗球蛋白技术的应用

应用		目的	检测结果
直接抗球蛋白试验（DAT）	HTR 研究	检测被受体抗体致敏的循环体红细胞。DAT 阳性是输血后溶血反应的第一个免疫血液学证据	由于 IgG 和（或）C3d 导致 DAT 阳性；具体取决于相关抗体
	HDFN 诊断	检测穿过胎盘致敏胎儿红细胞的母体抗体	IgG 抗体几乎总是阳性；若 ABO 抗体参与，C3d 偶尔呈阳性
	AIHA 诊断	检测使患者自身红细胞致敏的自身抗体	温自身抗体：由 IgG 导致的 DAT 几乎总是阳性；冷自身抗体：DAT 可能仅由 C3d 引起
	药物性溶血研究	检测抗药物抗体/红细胞抗体和（或）补体系统的后续激活	IgG、C3d 或两者皆可引起 DAT 阳性；这取决于所涉及的机制
	抗体检测（或抗体筛查）	检测受体中具有临床意义的 IgG 同种抗体	与试剂筛选细胞结合的受体 IgG 抗体*
	抗体鉴定	特异性鉴定通过试剂筛选供者红细胞或受者红细胞检测到的抗体	受者 IgG 抗体与来自 10～12 个供体的试剂细胞结合*
	交叉配血	检测可能由于缺少相应抗原或存在剂量抗体而被抗体筛查漏掉的抗体	受体 IgG 抗体与供体红细胞的特异性结合*
	红细胞抗原分型	对患者或供体红细胞抗原进行分型，这些抗原只能通过 AGT 能检测。一个常见的例子就是弱 D 测试的 IgG 抗血清进行检测。	试剂 IgG 抗体与相应抗原阳性红细胞的特异性结合

AGT，抗人球蛋白试验；AIHA，自身免疫性溶血性贫血；C3，补体成分 3；HDFN，胎儿和新生儿溶血性疾病；HTR，溶血性输血反应；Ig，免疫球蛋白。
* 如果补体在体外被固定，则可使用多特异性抗球蛋白试验。
From McPherson RA, Pincus MR: Henry's clinical diagnosis and management by laboratory methods, ed 23, St Louis, 2017, Elsevier.

D-Xylose Absorption
D- 木糖吸收

正常范围：5 h 内排泄 21%～31%

降低原因：吸收不良综合征

D-Xylose Absorption Test
D- 木糖吸收试验

正常范围：

尿液：≥ 4 g/5 h［12 岁以上成人收集 5 h 尿液（25 g 剂量）］

血清：≥ 25 mg/dl（成人，1 h，25 g 剂量，肾功能正常）

正常结果：在吸收不良患者中，正常结果提示胰腺疾病是吸收不良的病因。

异常结果：乳糜泻，克罗恩病，热带口炎性腹泻，外科肠切除术，AIDS。肾功能下降、脱水 / 血容量不足、盲袢综合征、胃排空减少、呕吐可能导致假阳性。

实验室检查 E
E section

刘孜卓 译 王科宇 审校

Electrophoresis，Hemoglobin
电泳，血红蛋白

见 "Hemoglobin Electrophoresis 血红蛋白电泳"

Electrophoresis，Protein
电泳，蛋白质

见 "Protein Electrophoresis（serum）蛋白电泳（血清）"

ENA Complex
ENA 复合物

见 "Extractable Nuclear Antigen（ENA complex，anti-RNP antibody，anti-SM，anti-Smith）可提取核抗原（ENA 复合物，抗 RNP 抗体，抗 SM 抗体，抗 Smith 抗体）"

Endomysial Antibodies
肌内膜抗体

正常：不可检测出

见于：乳糜泻，疱疹样皮炎

Eosinophil Count
嗜酸性粒细胞计数

正常范围：1% ～ 4% 嗜酸性粒细胞（0 ～ 440/mm^3）

升高原因

蠕虫寄生虫

蛔虫（侵入性幼虫期）

钩虫（侵入性幼虫期）

粪类圆线虫（初次感染和自身感染）

旋毛虫

丝虫

细粒棘球绦虫和多房棘球绦虫

弓蛔虫属

动物钩虫

广州管圆线虫和脊形管圆线虫

血吸虫

肝吸虫

布氏姜片吸虫

异尖线虫病

菲律宾毛细线虫

肺吸虫

"热带嗜酸粒细胞增多症"（不明微丝蚴）

注：表 40 描述了旅归游客嗜酸性粒细胞增多的诊疗流程。

其他感染

肺曲霉病

严重疥疮

表 40　旅归游客嗜酸性粒细胞增多症诊疗流程

病史	过敏
	药物和维生素（L- 色氨酸）
	区域、地点和暴露时长
体格检查	皮肤、皮下组织
	肝 / 脾
	其他系统性疾病的体征
初步调查	全血细胞计数和白细胞分类计数
	粪便检查虫卵、寄生虫（×3），尿液分析
	检查中午尿液中的卵和寄生虫（×3）（前往非洲或中东的患者）
根据旅居史和暴露史进一步调查	类圆线虫培养及血清学检测；十二指肠抽吸物（类圆线虫病、钩虫）
	血清学检测（血吸虫病、丝虫病）；昼夜血涂片（丝虫病）
根据病史和体格检查进一步调查	皮肤小片检查（盘尾丝虫病）
	胸部 X 线检查（棘球蚴囊、热带性肺嗜酸性粒细胞浸润症、肺吸虫病）
	软组织 X 线检查（猪囊尾蚴病）；痰液检查虫卵和寄生虫（肺吸虫病）
	腹部超声检查（棘球蚴囊）
	膀胱镜检查，伴或不伴活检（血吸虫病）
	直肠活检（血吸虫病）

From Hoffman R：Hematology：Basic principles and practice，ed 6，Philadelphia，2013，WB Saunders.

过敏症

哮喘

花粉热

药物反应

特应性皮炎

自身免疫性及相关疾病

结节性多动脉炎

坏死性血管炎

嗜酸性筋膜炎

天疱疮

肿瘤性疾病

霍奇金病

蕈样肉芽肿病

慢性粒细胞性白血病

嗜酸粒细胞白血病

真性红细胞增多症

黏蛋白分泌腺癌

免疫缺陷状态

反复感染合并高 IgE

威斯科特-奥尔德里奇综合征

其他

艾迪生病

炎症性肠病

疱疹样皮炎

中毒/化学综合征

嗜酸性肌痛综合征，色氨酸，油毒综合征

嗜酸细胞增多综合征（病因不明）

图 21 描述了嗜酸性粒细胞疾病患者的诊疗流程。

表 41 描述了伴有嗜酸性粒细胞增多症的血液系统肿瘤。

表 42 描述了儿童嗜酸性粒细胞增多症的鉴别诊断。

Epinephrine，Plasma
肾上腺素，血浆

正常范围： 0 ～ 90 pg/ml

升高原因： 嗜铬细胞瘤，神经母细胞瘤，压力，剧烈运动，某些食物（香蕉、巧克力、咖啡、茶、香草），低血糖

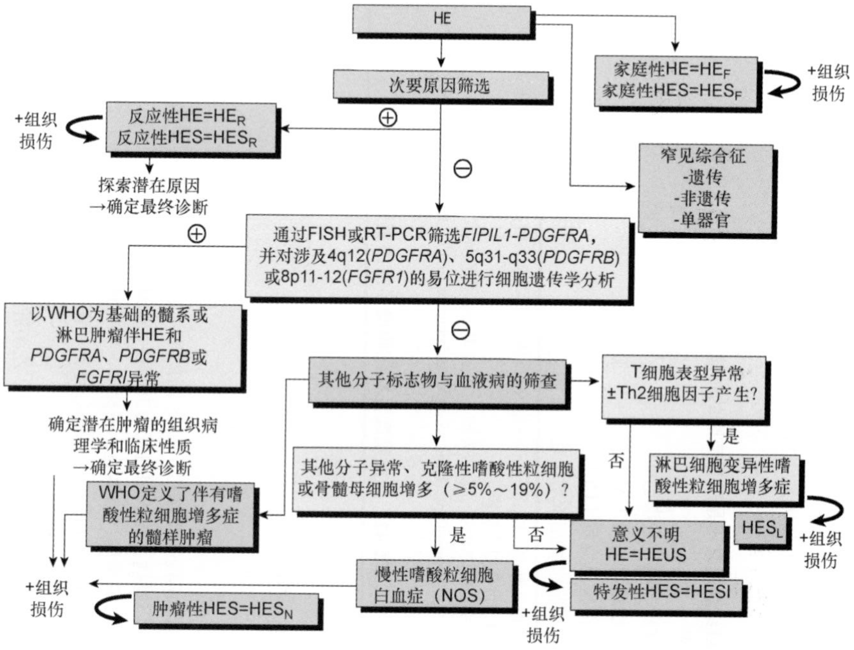

图 21　嗜酸性粒细胞疾病的诊断流程。该流程第一个重要步骤是确认是否存在嗜酸性粒细胞增多症（HE），即血液中持续存在（＞4 周）嗜酸性粒细胞＞1500/μl。接下来判断 HE 是反应性（HE_R）还是肿瘤性（克隆＝HE_N）。对于 HE_N 患者，应采用 WHO 标准来明确潜在的分子病变。此外可使用形态学和病理组织学标准对潜在疾病明确诊断。对于 HE_R 的患者必须明确潜在的疾病。不管是反应性还是肿瘤性，都需要明确是否存在与 HE 相关的器官损害。如果发现此类器官病变，则应诊断 HES。根据潜在的病因（疾病），HES 又分为 HES_R 和 HES_N。在一些 HES 患者中，检测到克隆性 T 细胞群，但没有检测到淋巴增生性疾病。在这些患者中，可以诊断 HES_L 变异。如果在 HES 患者中没有检测到克隆性 T 细胞，也未检测到潜在的反应性或肿瘤性疾病，则可（临时）诊断 HES_I。如果没有发现潜在的疾病，也没有发现 HES，则认为患者患有 HE_{US}。家族性 HE 或 HES 病例非常罕见，同时伴有遗传综合征和单器官综合征也同样罕见。FISH，荧光原位杂交；HE，嗜酸性粒细胞增多症；HES，嗜酸细胞增多综合征；NOS，未另行说明；RT-PCR，反转录聚合酶链式反应；WHO，世界卫生组织（From Hoffman R：Hematology，basic principles and practice，ed 7，Philadelphia，2018，Elsevier.）

表 41　造血系统肿瘤伴嗜酸性粒细胞增多

嗜酸性粒细胞可能是克隆细胞的肿瘤
急性嗜酸粒细胞白血病（AEL）
慢性嗜酸粒细胞白血病（CEL）
急性粒细胞白血病伴 inv（16）（FAB AML M4eo）
慢性粒细胞白血病（CML——*BCR-ABL1*[+]）
PDGFR 异常的髓样肿瘤（WHO 分型）
FGFR1 异常的造血组织肿瘤（WHO 分型）
冒烟性系统性肥大细胞增多症
侵袭性系统性肥大细胞增多症（ASM）
肥大细胞白血病（MCL）
SM-AHN（SM-CEL）

嗜酸性粒细胞可能是或可能不是恶性克隆的肿瘤
其他伴嗜酸性粒细胞增多的骨髓增殖性肿瘤（MPN）
伴嗜酸性粒细胞增多的骨髓增生异常综合征（MDS）
其他伴嗜酸性粒细胞增多的 MDS/MPN 重叠综合征[a]
惰性系统性肥大细胞增多症

嗜酸性粒细胞通常不是恶性克隆的肿瘤
霍奇金病
B 或 T 细胞非霍奇金淋巴瘤
急性淋巴细胞白血病（ALL）
慢性淋巴细胞白血病（CLL）
朗格汉斯细胞组织细胞增生症

AHN，血液相关肿瘤；FAB，法国-美国-英国合作研究小组；SM，系统性肥大细胞增多症；WHO，世界卫生组织。
[a] 其他 MPN 或 MPN/MDS：*PDGFR* 或 *FGFR1* 基因未发现异常的肿瘤。
From Hoffman R: Hematology, basic principles and practice, ed 7, Philadelphia, 2018, Elsevier.

表 42　儿童嗜酸性粒细胞增多症的鉴别诊断

生理
早熟
婴儿静脉高营养
遗传

感染
寄生虫（组织侵入性蠕虫，如旋毛虫病、类圆线虫病、肺孢子虫病、丝虫病、猪囊尾蚴病、皮肤和内脏幼虫迁移、棘球蚴病）
细菌（布鲁氏菌病、兔热病、猫抓病、衣原体）
真菌（组织胞浆菌病、芽生菌病、球孢子菌病、变应性支气管肺曲菌病）
分枝杆菌（结核、麻风）
病毒（HIV-1，HTLV-1，甲型肝炎，乙型肝炎，丙型肝炎，EB 病毒）

肺

过敏（鼻炎、哮喘）

肺嗜酸性肉芽肿性多血管炎（变应性肉芽肿性血管炎、Churg-Strauss 综合征）

肺嗜酸性粒细胞浸润症

过敏性肺炎

嗜酸细胞性肺炎（慢性，急性）

肺间质嗜酸性粒细胞增多症

皮肤

特应性皮炎

天疱疮

疱疹样皮炎

婴儿嗜酸细胞性脓疱性毛囊炎

嗜酸细胞性筋膜炎（Schulman 综合征）

嗜酸细胞性蜂窝织炎（韦尔斯综合征）

木村病（血管淋巴样增生伴嗜酸细胞增多）

血液学 / 肿瘤学

肿瘤（肺、胃肠道、子宫）

白血病 / 淋巴瘤

骨髓纤维化

骨髓增生（FIP1L1-PDGFRA 阳性）嗜酸细胞增多综合征

淋巴嗜酸细胞增多综合征

系统性肥大细胞增多症

免疫学

T 细胞免疫缺陷

高 IgE（Job）综合征

威斯科特–奥尔德里奇综合征

移植物抗宿主病

药物超敏反应

辐射后

脾切除术后

内分泌

艾迪生病

垂体功能减退

心血管

Loeffler 病（纤维性心内膜炎）

先天性心脏病

过敏性血管炎

嗜酸细胞性心肌炎

胃肠道

良性直肠结肠炎

炎症性肠病

嗜酸细胞性胃肠道疾病（EGID）

FIP1L1-PDGFRA，FIP1-like 1 血小板源性生长因子受体 α。

From Kliegman RM：Nelson textbook of pediatrics，ed 21，Philadelphia，2020，Elsevier.

Epstein-Barr Virus Serology
EB 病毒血清学（框 15）

正常范围：IgG 抗病毒衣壳抗原（VCA）（1∶10 或阴性）

异常：IgG 抗 VCA ＞ 1∶10 或阳性表示当前或过往感染

IgM 抗 VCA ＞ 1∶10 或阳性表示当前或近期感染

抗 EB 病毒核抗原（EBNA）≥ 1.5 或阳性提示有感染史

表 43 和图 22 描述了检查结果解释。

框 15　EB 病毒相关恶性肿瘤

恶性肿瘤	EB 病毒频率
霍奇金病	≈ 40%
非霍奇金淋巴瘤	
伯基特淋巴瘤	20% ～ 95%
弥漫性大 B 细胞淋巴瘤与 CD30 ＋ Ki-1$^+$间变性大细胞淋巴瘤	10% ～ 35%
淋巴瘤样肉芽肿	80% ～ 95%
富 T 细胞 B 细胞淋巴瘤	20%
血管免疫母细胞淋巴瘤	＞ 80%
T 细胞、NK 细胞和 T/NK 细胞淋巴瘤	30% ～ 90%
鼻咽癌	＞ 95%
胃腺癌	5% ～ 10%
脓胸相关性淋巴瘤	＞ 95%
免疫功能低下患者的平滑肌肉瘤	＞ 95%

NK，自然杀伤。

From Hoffman R：Hematology：Basic principles and practice，ed 6，Philadelphia，WB Saunders，2013.

表 43　EB 病毒感染的抗体检测

	出现	峰值	消失
嗜异性抗体	症状发作后 3～5 天（范围 0～21 天）	症状发作后第 2 周（1～4 周）	症状发作后 2～3 个月（仍有 20% 的病例在 1 年后发现）
VCA-IgM	症状开始（症状开始前 1 周到症状开始后 1 周）	症状发作后第 1 周（0～21 天）	症状发作后 2～3 个月（1～6 个月）
VCA-IgG	发作后 3 天（0～2 周）	症状发作后第 2 周（1～3 周）	下降至较低水平，然后持续终身
EBNA-IgG	症状发作后 3 周（1～4 周）	发作后 8 个月（3～12 个月）	终身
EA-D	发作后 5 天（发作后 1～2 周）	症状发作后 14～21 天（1～4 周）	症状出现后 9 周（2～6 个月）
EBNA-IgM	同 VCA-IgM	同 VCA-IgM	同 VCA-IgM

EA，早期抗原；EBNA，EB 病毒核抗原；VCA，病毒衣壳抗原。

From Ravel R：Clinical laboratory medicine，ed 6，St Louis，1995，Mosby.

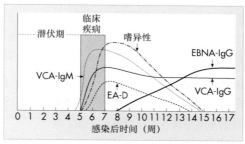

图 22　EB 毒感染检测。缩略语见表 43［From Ravel R（ed）：Clinical laboratory medicine，ed 6，St Louis，1995，Mosby.］

Erythrocyte Sedimentation Rate（ESR，sed rate，sedimentation rate）

红细胞沉降率（ESR、沉降率、沉积速率）

表 44 描述了健康人群红细胞沉降率范围。

正常范围：男性：0～15 mm/h

女性：0～20 mm/h

升高原因：胶原血管疾病，感染，心肌梗死，肿瘤，炎症状态

表 44 健康人红细胞沉降率范围

年龄范围（岁）	ESR 平均值（mm/h）
10～19	8
20～29	10.8
30～39	10.4
40～49	13.6
50～59	14.2
60～69	16
70～79	16.5
80～91	15.8
妊娠	
妊娠早期	48（贫血时为 62）
妊娠晚期	70（贫血时为 95）

From Bain BJ et al: Dacie and Lewis practical haematology, ed 12, Philadelphia, 2017, Elsevier.

（急性期反应物），甲状腺功能亢进，甲状腺功能减退，红细胞叠连

降低原因： 镰状细胞病，红细胞增多症，糖皮质激素，球形细胞增多症，红细胞大小不均，血纤维蛋白原过少，血清黏度增高

Erythropoietin（EP）
红细胞生成素（EP）

正常： 放射免疫分析 3.7～16.0 IU/L

红细胞生成素是肾分泌的一种糖蛋白，通过作用于红系造血干细胞来刺激红细胞生成。

升高原因：

极高： 通常见于严重贫血（Hct＜25；Hb＜7）的患者，如再生障碍性贫血、严重溶血性贫血、造血系统癌症

非常高： 轻度至中度贫血（Hct，25～35；Hb，7～10）

高： 轻度贫血（如 AIDS，骨髓发育不良）

在恶性肿瘤、肾囊肿、肾移植术后、脑膜瘤、血管母细胞瘤和平滑肌瘤患者中，红细胞生成素可能异常升高。

降低原因： 肾衰竭，真性红细胞增多症，自主神经病变

Estradiol（serum）
雌二醇（血清）

正常范围：

女性，绝经前：30 ～ 400 pg/ml，取决于月经周期的阶段

女性，绝经后：0 ～ 30 pg/ml

男性，成人：10 ～ 50 pg/ml

降低原因：卵巢功能衰竭

升高原因：卵巢、睾丸、肾上腺或非内分泌部位肿瘤（罕见）

Estrogen
雌激素

正常范围（血清）：

男性：20 ～ 80 pg/ml

女性：

卵泡期：60 ～ 200 pg/ml

黄体期：160 ～ 400 pg/ml

绝经后：< 130 pg/ml

正常范围（尿液）：

男性：4 ～ 23 μg/g 肌酐

女性：

卵泡期：7 ～ 65 μg/g 肌酐

月经中期：32 ～ 104 μg/g 肌酐

黄体期：8 ～ 135 μg/g 肌酐

升高原因：肾上腺皮质增生，产生雌激素的卵巢肿瘤，颗粒细胞和卵泡膜细胞肿瘤，睾丸肿瘤

降低原因：绝经期，垂体功能减退，原发性卵巢功能不全，神经性厌食，肾上腺皮质功能减退，卵巢发育不全，心理应激，促性腺激素释放激素缺乏

Ethanol（blood）
乙醇（血液）

正常范围：阴性（数值< 10 mg/dl 被视为阴性）

乙醇以 10 ～ 25 mg/（dl·h）的速度代谢。浓度≥ 80 mg/dl 可影响驾驶操作。血液浓度> 400 mg/dl 可致死。表 45 总结了急性摄入乙醇对乙醇浓度和行为的影响。

表 45 乙醇急性摄入对乙醇浓度和行为的影响

盎司	血液浓度	影响
1～2	10～50 mg/dl（2.2～10.9 mmol/L）	无至轻度快感
3～4	50～100 mg/dl（10.9～21.7 mmol/L 或更高） 100 mg/dl（21.7 mmol/L）	对立体视觉和暗适应轻度影响 法律判定醉酒
4～6	100～150 mg/dl（21.7～32.6 mmol/L）	快感；抑制作用消失；反应时间延长
6～7	150～200 mg/dl（32.6～43.4 mmol/L）	中度中毒；反应时间明显延长；失去抑制及轻微的平衡和协调失调
8～9	200～250 mg/dl（43.4～54.3 mmol/L）	重度中毒；平衡和协调失调；思维迟钝和意识模糊
10～15	250～400 mg/dl（54.386.8 mmol/L）	深度昏迷，可能致死

From McPherson RA，Pincus MR：Henry's clinical diagnosis and management by laboratory methods，ed 23，St Louis，2017，Elsevier.

Extractable Nuclear Antigen（ENA complex，anti-RNP antibody，anti-SM，anti-Smith）

可提取核抗原（ENA 复合物，抗 RNP 抗体，抗 SM 抗体，抗 Smith 抗体）

正常：阴性

阳性见于：系统性红斑狼疮，类风湿关节炎，干燥综合征，混合性结缔组织病

刘孜卓　译　王科宇　审校

Factor V Leiden
V 因子莱登

试验说明：对全血或组织进行 PCR 检测。这种单一的突变在普通白种人中占 2% ～ 8%，是遗传性血栓形成的最常见原因。

Fasting Blood Sugar
空腹血糖

见 "Glucose，Fasting（FBS，fasting blood sugar）葡萄糖，空腹（FBS，空腹血糖）"

FBS

见 "Glucose，Fasting（FBS，fasting blood sugar）葡萄糖，空腹（FBS，空腹血糖）"

FDP

见 "Fibrin Degradation Product（FDP）纤维蛋白降解产物（FDP）"

Fecal Fat，Quantitative（72-hr collection）
粪便脂肪，定量（72 h 采集）

正常范围：2 ～ 6 g/24 h［7 ～ 21 mmol/dl（CF：3.515；SMI：1 mmol/dl）］

升高原因：吸收不良综合征

Fecal Globin Immunochemical Test
粪球蛋白免疫化学试验

正常：阴性。这项试验是通过免疫层析法进行的。试验使用带有各种抗体的纤维素条，使用少量的厕粪便水作为样本，放在与传统隐血（OB）卡类似的吸液垫上。不直接处理粪便。该项测试对血红蛋白分子的珠蛋白部分是特异性的，诊断下消化道出血特异性高。愈创木酯试验诊断下消化道出血特异性较差。该试验（检出限 50 μg Hb/g 粪便）比传统的潜血试验（检出限为＞ 500 mcg Hb/g 粪便）更为敏感。它没有饮食限制，也不会因植物过氧化物酶和红肉而引起假阳性。它没有服药限制。铁补充剂和非甾体抗炎药不会引起假阳性。维生素 C 不会引起假阴性。

阳性见于：下消化道出血

Ferritin（serum）
铁蛋白（血清）

正常范围：18 ～ 300 ng/ml［18 ～ 300 μg/L（CF：1；SMI：10 μg/L）］

升高原因：甲状腺功能亢进，炎症状态，肝病（坏死肝细胞的铁蛋白升高），肿瘤（神经母细胞瘤、淋巴瘤、白血病、乳腺癌），铁替代疗法，血色素沉着病，铁血黄素沉着症。表 46 总结了遗传性铁过载障碍。

降低原因：缺铁性贫血

α-1 Fetoprotein
α-1 胎蛋白

正常范围：0 ～ 20 ng/ml［0 ～ 20 μg/L（CF：1；SMI：1 μg/L）］

升高原因：肝细胞癌（通常值 > 1000 ng/ml），生发性肿瘤（睾丸、卵巢、纵隔、腹膜后），肝病（酒精性肝硬化、急性肝炎、慢性活动性肝炎），胎儿无脑畸形，脊柱裂，基底细胞癌，乳腺癌，胰腺癌，胃癌，视网膜母细胞瘤，食管闭锁

Fibrin Degradation Product（FDP）
纤维蛋白降解产物（FDP）

正常范围：< 10 μg/ml

升高原因：弥散性血管内凝血，原发性纤维蛋白溶解，肺栓塞，严重肝病

注：类风湿因子的存在可能导致 FDP 的假性升高。

Fibrinogen
纤维蛋白原

正常范围：200 ～ 400 mg/dl［2 ～ 4 g/L（CF：0.01；SMI：0.1 g/L）］

升高原因：组织炎症或损伤（急性时相蛋白），口服避孕药，妊娠，急性感染，心肌梗死

降低原因：弥散性血管内凝血，遗传性纤维蛋白原缺乏血症，肝病，原发性或继发性纤维蛋白溶解，恶病质

Folate（folic acid）
叶酸

正常范围：血浆：2 ～ 10 ng/ml［4 ～ 22 nmol/L（CF：2.266；

表 46　遗传性铁过载障碍

疾病	基因，染色体定位	遗传特征	血浆转铁蛋白饱和度	血浆铁蛋白	铁沉积靶点	临床表现
遗传性血色素沉着病，HFE 相关（1型；OMIM 235200）	HFE, 6p21	常染色体隐性遗传	早期增长；>45%	30 年后晚期升高	铁过载影响肝细胞，心脏、胰腺和其他实质器官	肝病和心脏病、糖尿病、性腺衰竭、关节炎、皮肤色素沉着
遗传性血色素沉着病，TfR2 相关（3型；OMIM 604250）	TFR2, 7q22	常染色体隐性遗传	早期增长；>45%	30 年后晚期升高	铁过载影响肝细胞，心脏、胰腺和其他实质器官	肝病和心脏病、糖尿病、性腺衰竭、关节炎、皮肤色素沉着
青少年血色素沉着病，铁调素调节蛋白相关（2A型；OMIM 602390）	HJV, 1q21	常染色体隐性遗传	早期增长；>45%	20 年升高	铁过载影响肝细胞、心脏、胰腺和其他实质器官	遗传性血色素沉着病，但肝受累较轻
青少年血色素沉着病，铁调素相关（2B型；OMIM 613313）	HAMP, 19q13	常染色体隐性遗传	早期增长；>45%	20 年升高	铁过载影响肝细胞、心脏、胰腺和其他实质器官	肝病和心脏病、糖尿病、性腺衰竭、关节炎、皮肤色素沉着
血色素沉着病，DMT1 相关（OMIM 206100）	SCL11A2, 12q13	常染色体隐性遗传	早期增长；>45%	正常至中度升高	肝铁过载，主要发生在肝细胞	严重的小细胞性贫血，肝功能不全
血浆转铁蛋白缺乏症（OMIM 209300）	TF, 3q22	常染色体隐性遗传	无血浆转铁蛋白	升高	实质铁过载影响肝细胞，心脏、胰腺；骨髓和脾中无铁	输血依赖铁性贫血，生长迟缓，存活率低

续表

疾病	基因，染色体定位	遗传特征	血浆转铁蛋白饱和度	血浆铁蛋白	铁沉积靶点	临床表现
无铜蓝蛋白血症（OMIM 604290）	CP, 3q24～q25	常染色体隐性遗传	降低	升高	基底节、肝、胰腺有明显的铁蓄积	糖尿病、进行性神经疾病、视网膜变性
血色素沉着病，铁转运蛋白相关，铁输出受损（4A型；OMIM 606069）	SLC40A1, 2q32	常染色体显性遗传	正常或偏低	早期升高	主要是巨噬细胞铁沉积	无
血色素沉着病，铁转运蛋白相关，对铁调素抵抗（4B型；OMIM 606069）	SLC40A1, 2q32	常染色体显性遗传	早期增长；>45%	早期升高	实质铁过载影响肝细胞、心脏、胰腺和其他器官	类似于HFE相关性血色素沉着病

OMIM，人类孟德尔遗传数据库。

From Hoffman R et al: Hematology, basic principles and practice, ed 6, Philadelphia, 2013, WB Saunders.

SMI：2 nmol/L）]

红细胞：140 ～ 960 ng/ml [550 ～ 2200 nmol/L（CF：2.266；SMI：10 nmol/L）]

降低原因： 叶酸缺乏（摄入不足，吸收不良），酒精中毒，药物（氨甲蝶呤、甲氧苄啶、苯妥英钠、口服避孕药、柳氮磺胺吡啶），维生素 B12 缺乏（红细胞叶酸吸收缺陷），溶血性贫血。框 16 总结了叶酸缺乏症的病因生理分类。

升高原因： 叶酸治疗

框 16　叶酸缺乏症的病因生理分类

营养原因

　饮食摄入减少：贫困和饥荒、住院患者（精神病院/疗养院）、慢性衰弱性疾病、长期用羊奶喂养婴儿、特殊减肥饮食或食物时尚（不食用富含叶酸的食物）、饮食文化/民族烹饪技术（食物叶酸被破坏）

　饮食减少而生理需求增加

　　生理学：妊娠和哺乳、早产、妊娠剧吐、婴儿期

　　病理学

　　包括伴有代偿性红细胞生成的溶血、异常造血或伴有骨髓浸润的恶性疾病的内源性血液病

　　皮肤病：银屑病

　　叶酸吸收不良

　肠黏膜正常

　药物：柳氮磺胺吡啶、乙胺嘧啶、质子泵抑制剂 [通过抑制质子偶联叶酸转运蛋白（PCFT）]

　遗传性叶酸吸收不良（PCFTs 突变）（罕见）

　伴有黏膜异常：热带和非热带性口炎性腹泻，局部性肠炎

脑脊液叶酸转运缺陷：脑叶酸缺乏（叶酸受体突变或存在自身抗体）（罕见）

细胞利用率不足

　1. 叶酸拮抗剂（氨甲蝶呤）

　2. 遗传性叶酸酶缺乏症

药物（对叶酸代谢有多重影响）：酒精、柳氮磺胺吡啶、氨苯蝶啶、乙胺嘧啶、磺胺甲噁唑-甲氧苄啶、苯妥英、巴比妥类

From Hoffman R：Hematology：Basic principles and practice，ed 6，Philadelphia，2013，WB Saunders.

Follicle-Stimulating Hormone（FSH）
促卵泡激素（FSH）

正常范围： 5 ～ 20 mIU/ml

升高原因：更年期，原发性性腺衰竭，酒精中毒，去势，克兰费尔特综合征，促性腺激素分泌的垂体激素

降低原因：妊娠，多囊卵巢疾病，神经性厌食，垂体前叶功能减退

Free T4
游离 T4

见 "T4，Free（free thyroxine）T4，游离（游离甲状腺素）"

Free Thyroxine Index
游离甲状腺素指数

正常范围：1.1 ～ 4.3

甲状腺素或游离甲状腺素升高

实验室误差

原发性甲亢（T4/T3 型）

严重甲状腺素结合球蛋白升高

甲状腺功能减退过度治疗

左旋甲状腺素过量

活动性甲状腺炎（亚急性、无痛、早期活动性桥本病）

家族性蛋白异常性甲状腺功能亢进（部分 FT4，特别是相似类型）

外周 T4 抵抗综合征

胺碘酮或普萘洛尔

产后短暂中毒

人为甲状腺功能亢进

Jod Basedow（碘诱导）甲状腺功能亢进

严重非甲状腺疾病

急性精神病（特别是偏执型精神分裂症）

注射左旋甲状腺素 2 ～ 4 h 后提取的 T4 样本

卵巢甲状腺肿

垂体促甲状腺激素分泌瘤

某些 X 线造影剂（Telepaque 和 Oragrafin）

急性卟啉病

肝素效应（部分 T4 和 FT4）

苯丙胺、海洛因、美沙酮和苯环素滥用

奋乃静或 5- 氟尿嘧啶

抗甲状腺或抗 IgG 异嗜性（HAMA）自身抗体

"T4" 甲亢

妊娠剧吐；约 50% 的患者

高海拔

甲状腺素或游离甲状腺素值降低

实验室误差

原发性甲状腺功能减退

严重非甲状腺疾病

锂治疗

严重的甲状腺素结合球蛋白减少（先天性、疾病性或药物引起）或白蛋白严重降低

苯妥英钠、丙戊酸钠脱木犀碱或高剂量水杨酸类药物

垂体功能不全

大剂量无机碘化物（如碘化钾饱和溶液）

中度或重度缺碘

库欣综合征

大剂量糖皮质激素药物

妊娠晚期（正常值偏低或小幅下降）

艾迪生病；部分患者（30%）出现

肝素效应（部分 FT4）

地西拉明或胺碘酮药物

急性精神病

FTA-ABS（serum）
FTA-ABS（血清）

正常：无反应

反应见于：梅毒，其他密螺旋体疾病（雅司病、品他病、非性病性梅毒），系统性红斑狼疮，妊娠

Furosemide Stimulation Test
速尿激发试验

正常：禁食过夜后口服 60 mg 速尿（呋塞米）。患者在检查前一周应保持正常饮食，不服用药物。正常水平：肾素 1 ～ 6 ng/（ml·h）。

升高原因：肾血管性高血压，巴特综合征，高肾素原发性高血压，嗜铬细胞瘤

无反应：原发性醛固酮症，低肾素原发性高血压，低肾素醛固酮减少症

实验室检查 G
G section

王淑兰　付茂亮　译　龚美亮　审校

Gamma-Glutamyl Transferase（GGT）
γ - 谷氨酰基转移酶（GGT）

　　见 "γ-Glutamyl Transferase（GGT）γ - 谷氨酰基转移酶（GGT）"

Gastrin（serum）
胃泌素（血清）

　　正常范围：$0 \sim 180$ pg/ml $[0 \sim 180$ ng/L（CF：1；SMI：10 ng/L）$]$

　　升高原因：佐林格-埃利森综合征（胃泌素瘤），恶性贫血，甲状旁腺功能亢进，保留胃窦，慢性肾衰竭，胃溃疡，慢性萎缩性胃炎，幽门梗阻，胃恶性肿瘤，H_2受体阻滞剂，奥美拉唑，钙疗法，溃疡性结肠炎，类风湿关节炎

Gastrin Stimulation Test
胃泌素刺激试验

　　正常：补钙后进行胃泌素刺激试验（15 mg/kg，500 ml 生理盐水，持续 4 h）。在输液前，输液后 1 h、2 h、3 h、4 h 抽取空腹状态的血清。正常反应比基线胃泌素水平上升很少或没有上升。

　　升高原因：胃泌素瘤（胃泌素 > 400 pg/ml）、十二指肠溃疡（胃泌素水平升高 < 400 ng/L）

　　降低原因：恶性贫血、萎缩性胃炎

Gliadin Antibodies，IGA and IGG
麦醇溶蛋白抗体，IGA 和 IGG

　　正常：< 25 U，可疑 20 ～ 25 U，阳性 > 25 U。该试验可用于监测乳糜泻患者对无麸质饮食的依从性。

　　升高原因：乳糜泻伴饮食失调

Glomerular Basement Membrane（GBM）Antibody
肾小球基底膜（GBM）抗体

　　正常：阴性

　　升高原因：肺出血肾炎综合征

Glomerular Filtration Rate
肾小球滤过率

有关计算 GFR 或肌酐清除率的常见公式的摘要见框 17。表 47 总结了基于 GFR 的慢性肾病分期。

框 17　肾小球滤过率或肌酐清除率常用的估算公式

Cockcroft-Gault 法（C_{Cr} · BSA/1.73 m^2）
男性：$C_{Cr} = [(140 - 年龄) \times 体重（kg）] / S_{Cr} \times 72$
女性：$C_{Cr} = \{[(140 - 年龄) \times 体重（kg）] / S_{Cr} \times 72\} \times 0.85$

MORD（1）
$GFR = 170 \times (S_{Cr})^{-0.999} \times (年龄)^{-0.176} \times [0.762（女性）] \times [1.18（黑人）] \times (BUN)^{-0.170} \times (Alb)^{0.318}$

MORD（2）
$GFR = 186 \times (S_{Cr})^{-1.154} \times (年龄)^{-0.203} \times [0.742（女性）] \times [1.212（黑人）]$

Jellife 法（1）（C_{Cr} · BSA/1.73 m^2）
男性：$\{98 - [0.8 \times (年龄 - 20)]\} / S_{Cr}$
女性：$\{98 - [0.8 \times (年龄 - 20)]\} S_{Cr} \times 0.90$

Jellife 法（2）
男性：$(100 / S_{Cr})^{-12}$
女性：$(80 / S_{Cr})^{-7}$

Mawer 法
男性：$体重 \times [29.3 - (0.203 \times 年龄)] \times [1 - (0.03 \times S_{Cr})]$
女性：$体重 \times [25.3 - (0.175 \times 年龄)] \times [1 - (0.03 \times S_{Cr})]$

Bjornsson 法
男性：$[27 - (0.173 \times 年龄)] \times 体重 \times 0 / S_{Cr}$
女性：$[25 - (0.175 \times 年龄)] \times 体重 \times 0.07 / S_{Cr}$

Gates 法
男性：$(89.4 \times S_{Cr}^{-1.2}) + (55 - 年龄) \times (0.447 \times S_{Cr}^{-1.1})$
女性：$(89.4 \times S_{Cr}^{-1.2}) + (55 - 年龄) \times (0.447 \times S_{Cr}^{-1.1})$

Salazar-Corcoran 法
男性：$[137 - 年龄] \times [(0.285 \times 体重) + (12.1 \times 身高^2)] / (51 \times S_{Cr})$
女性：$[146 - 年龄] \times [(0.287 \times 体重) + (9.74 \times 身高^2)] / (60 \times S_{Cr})$

Alb，白蛋白；BSA，体表面积；BUN，血尿素氮；C_{Cr}，肌酐清除率；MDRD，肾脏疾病饮食调整；S_{Cr}，血清肌酐。

From Vincent JL et al: Textbook of critical care, ed 6, Philadelphia, 2011, WB Saunders.

表 47　慢性肾病分期

分期	eGFR [ml/ (min · 1.73 m^2)]	尿检结果
1	≥ 90	血尿、蛋白尿或影像异常（＞ 3 个月）
2	60 ～ 89	血尿、蛋白尿或影像异常（＞ 3 个月）
3	30 ～ 59	↑或正常
4	15 ～ 29	↑或正常
5	0 ～ 14	↑或正常

eGFR，估计肾小球滤过率。

From Parrillo JE, Dellinger RP: Critical care medicine, principles of diagnosis and management in the adult, ed 4, Philadelphia, 2014, Elsevier.

正常：

20 ～ 29 岁	116 ml/ (min · 1.73 m^2)
30 ～ 39 岁	107 ml/ (min · 1.73 m^2)
40 ～ 49 岁	99 ml/ (min · 1.73 m^2)
50 ～ 59 岁	93 ml/ (min · 1.73 m^2)
60 ～ 69 岁	85 ml/ (min · 1.73 m^2)
＞ 75 岁	75 ml/ (min · 1.73 m^2)

降低原因： 肾功能不全，肾血流量减少

Glucagon
胰高血糖素

正常范围： 20 ～ 100 pg/ml

升高原因： 胰高血糖素瘤（900 ～ 7800 pg/ml），慢性肾衰竭，糖尿病，糖皮质激素，胰岛素，硝苯地平，达那唑，拟交感神经胺

降低原因： 高脂蛋白血症（Ⅲ型、Ⅳ型），β 受体阻滞剂，促胰液素

Glucose，Fasting（FBS，fasting blood sugar）
葡萄糖，空腹（FBS，空腹血糖）

图 23 描述了低血糖的诊断流程。评估儿童低血糖的流程如图 24 所示。

正常范围： 60 ～ 99 mg/dl [3.8 ～ 6.0 mmol/L（CF：0.05551；SMI：0.1 mmol/L）]

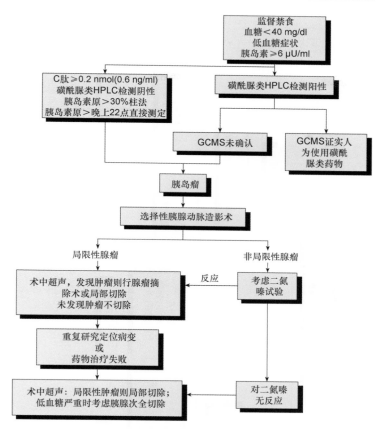

图 23 低血糖和胰岛素升高患者的诊断评估。 GCMS，气相色谱-质谱法；HPLC，高效液相色谱（Modified and updated from Moore WT，Eastman RC: Diagnostic endocrinology，ed 2，St Louis，1996，Mosby.）

升高原因： 糖尿病，应激，感染，心肌梗死，脑血管意外，库欣综合征，肢端肥大症，急性胰腺炎，胰高血糖素瘤，血色素沉着病，药物［糖皮质激素、利尿剂（噻嗪类、环状利尿剂）］，糖耐量异常，空腹血糖受损

降低原因： 磺酰脲类药物治疗，胰岛素治疗，反应性低血糖（如胃大部切除术），饥饿，胰岛素瘤，糖原储存障碍，严重的肝病或肾病，酒精引起的低血糖，分泌胰岛素样激素的间质肿瘤

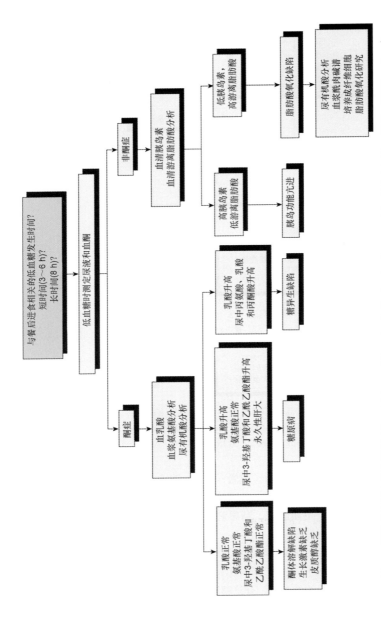

图 24 评估儿童低血糖的流程（From Fuhrman BP et al: Pediatric critical care, ed 4, Philadelphia, 2011, WB Saunders.）

Glucose, Postprandial
葡萄糖，餐后

正常范围：＜ 140 mg/dl［＜ 7.8 mmol/L（CF：0.05551；SMI：0.1 mmol/L）］

升高原因：糖尿病，葡萄糖不耐受

降低原因：胃肠道切除术后，反应性低血糖，遗传性果糖不耐受，半乳糖血症，亮氨酸敏感性

Glucose Tolerance Test
糖耐量试验

禁食后的正常值：

30 min：30 ～ 60 mg/dl［1.65 ～ 3.3 mmol/L（CF：0.05551；SMI：0.1 mmol/L）］

60 min：20 ～ 50 mg/dl［1.1 ～ 2.75 mmol/L（CF：0.05551；SMI：0.1 mmol/L）］

120 min：5 ～ 15 mg/dl［0.28 ～ 0.83 mmol/L（CF：0.05551；SMI：0.1 mmol/L）］

180 min：禁食血糖水平或以下。

异常原因：葡萄糖不耐受，糖尿病，库欣综合征，肢端肥大症，嗜铬细胞瘤，妊娠糖尿病

Glucose-6-Phosphate Dehydrogenase（G6PD）
葡萄糖 -6- 磷酸脱氢酶（G6PD）

筛查（血液）

正常：检测到 G6PD 酶活性

异常：如果检测到 G6PD 缺乏症，则有必要对 G6PD 进行定量；溶血后，G6PD 筛查可能被错误地解释为"正常"，因为大多数 G6PD 缺乏症细胞已经被破坏。

γ-Glutamyl Transferase（GGT）
γ- 谷氨酰基转移酶（GGT）

正常范围：0 ～ 30 U/L［0.050 μkat/L（CF：0.01667；SMI：0.01 μkat/L）］

升高原因：慢性酒精性肝病，肿瘤（肝癌、肝转移癌、胰腺癌），系统性红斑狼疮，充血性心力衰竭，创伤，肾病综合征，脓毒症，

胆汁淤积，药物（苯妥英、巴比妥酸）

Glycohemoglobin（glycated glycosylated hemoglobin）（HbA1c）
糖血红蛋白（糖化血红蛋白）（HbA1c）

正常范围： 4.0% ～ 5.9%，表 48 总结了成人血糖目标。

升高原因： 未控制的糖尿病（糖化血红蛋白水平反映过去 120 天的血糖控制水平），铅中毒，酒精中毒，缺铁性贫血，高甘油三酯血症

降低原因： 溶血性贫血，红细胞存活率降低，妊娠，急性或慢性失血，慢性肾衰竭，胰岛素瘤，遗传性球形红细胞增多症，血红蛋白 S 病、C 病和 D 病

Growth Hormone
生长激素

正常范围： 男性：1 ～ 9 ng/ml；女性：1 ～ 16 ng/ml

表 48　成人的血糖目标 *

	血红蛋白 A_{1c}（%）	餐前血糖		餐后血糖 **	
		mg/dl	mmol/L	mg/dl	mmol/L
ADA[†]：成人	< 7.0[‡]	80 ～ 130	4.4 ～ 7.2	< 180	< 10.0
怀孕的成人	< 6.0	60 ～ 99	3.3 ～ 5.5	100 ～ 129	5.6 ～ 7.2
老年人：					
健康	< 7.5	90 ～ 130	5.0 ～ 7.2	90 ～ 150	5.0 ～ 8.3
亚健康	< 8.0	90 ～ 150	5.0 ～ 8.3	100 ～ 180	5.6 ～ 10.0
健康状况不佳	< 8.5	100 ～ 180	5.6 ～ 10.0	110 ～ 200	6.1 ～ 11.1
AACE[§¶]	≤ 6.5	≤ 110	≤ 6.1	≤ 140	< 7.8

* < 18 岁的青少年：目标血红蛋白 A_{1c} < 7.5%。

** 成人用餐后 1 ～ 2 h，老年人就寝时间除外。

[†] 美国糖尿病协会（2015）；Chiang et al（2014）。

[‡] 较低的目标血糖可能适合于选定的个体，如果这可以安全地实现的话（不会出现明显的低血糖）。更高的血糖目标可能适用于某些特殊个人（例如，有严重低血糖史、预期寿命有限、严重并发症、广泛合并疾病或长期存在的糖尿病患者，这些患者很难通过适当的教育、监测和治疗，包括胰岛素治疗）实现这一目标。

[§] AACE，美国临床内分泌学家协会，2015。

[¶] 适用于无并发严重疾病且低血糖风险低的患者。

AACE，美国临床内分泌学家协会；ADA，美国糖尿病协会。

From McPherson RA，Pincus MR：Henry's clinical diagnosis and management by laboratory methods，ed 23，St Louis，2017，Elsevier.

升高原因： 垂体巨人症，肢端肥大症，异位生长激素分泌，肝硬化，肾衰竭，神经性厌食，压力，运动，长时间禁食，苯丙胺，β受体阻滞剂，胰岛素，左旋多巴，甲氧氯普胺，可乐定（降压药），升压素，补充人生长激素（HGH）

降低原因： 垂体功能减退，垂体性侏儒症，肾上腺皮质功能亢进，溴隐亭，皮质类固醇激素，葡萄糖

Growth Hormone Releasing Hormone（GHRH）
生长激素释放激素（GHRH）

正常范围： < 50 pg/ml

升高原因： 肿瘤分泌 GHRH 引起的肢端肥大症

Growth Hormone Suppression Test（after glucose）
生长激素抑制试验（葡萄糖后）

正常： 试验是在隔夜禁食后按照 1.75 g/kg 口服葡萄糖。分别在 0 min、60 min 和 120 min 后抽血。正常反应是生长激素抑制到 < 2 ng/ml 或检测不到的水平。

异常常见于： 巨人症或肢端肥大症患者的高基础水平生长激素不被抑制或不完全抑制。

赵瑞　译　龚美亮　审校

Ham Test（acid serum test）
哈姆试验（酸化血清溶血试验）

　　正常：阴性

　　阳性见于：阵发性睡眠性血红蛋白尿

　　假阳性见于：遗传性或获得性球形红细胞增多症，近期输注衰老红细胞，再生障碍性贫血，骨髓增生综合征，白血病，遗传性红细胞生成异常性贫血Ⅱ型

Haptoglobin（serum）
触珠蛋白（血清）

　　正常范围：50 ～ 220 mg/dl［0.50 ～ 2.2 g/L（CF：0.01；SMI：0.01 g/L）］

　　升高原因：炎症（急性期反应物），胶原血管疾病，感染（急性期反应物），药物（雄激素），梗阻性肝病

　　降低原因：溶血（血管内多于血管外），巨幼细胞性贫血，严重肝病，大组织血肿，传染性单核细胞增多症，药物（口服避孕药）

HBA1c

　　见 "Glycohemoglobin（glycated glycosylated hemoglobin）（HbA1c）糖血红蛋白（糖化血红蛋白）（HbA1c）"

HDL

　　见 "High-Density Lipoprotein（HDL）Cholesterol 高密度脂蛋白（HDL）胆固醇"

Helicobacter Pylori（serology，stool antigen）
幽门螺杆菌（血清学，粪便抗原）

　　正常范围：未检测到

　　阳性见于：幽门螺杆菌感染。血清学阳性表明过去的感染。粪便抗原试验阳性提示急性感染（敏感性和特异性＞90%）。在根除治疗至少4周后，行粪便检查。

Hematocrit
血细胞比容

正常范围：男性：39% ～ 49%[0.39 ～ 0.49（ CF：0.01；SMI：0.01 ）]

女性：33% ～ 43% [0.33 ～ 0.43（ CF：0.01；SMI：0.01 ）]

升高原因：真性红细胞增多症，吸烟，慢性阻塞性肺疾病，高海拔，脱水，低血容量

降低原因：失血性（胃肠道、泌尿生殖道）贫血

Hemoglobin
血红蛋白

正常范围：男性：13.6 ～ 17.7 g/dl [136 ～ 172 g/L（ CF：10；SMI：1 g/L ）]

女性：12.0 ～ 15.0 g/dl [120 ～ 150 g/L（ CF：10；SMI：1 g/L ）]

升高见于：血液浓缩，脱水，真性红细胞增多症，慢性阻塞性肺疾病，高海拔，假性升高（高脂血症，白细胞 ＞ 50000/mm^3），应激

降低见于：出血性（胃肠道、泌尿生殖系统）贫血

Hemoglobin A1c
血红蛋白 **A1c**

见 "Glycohemoglobin（ glycated glycosylated hemoglobin ）（ HbA1c ）糖血红蛋白（糖化血红蛋白）（ HbA1c ）"

Hemoglobin Electrophoresis
血红蛋白电泳

表 49 描述了新生儿血红蛋白电泳图谱，表 50 总结了血红蛋白的类型，表 51 描述了血红蛋白病的分类。

正常范围：

HbA$_1$：95% ～ 98%

HbA$_2$：1.5% ～ 3.5%

HbF：＜ 2%

HbC：检测不到

HbS：检测不到

Hemoglobin，Glycated
血红蛋白，糖化

见 "Glycohemoglobin（ glycated glycosylated hemoglobin ）（ HbA1c ）

表 49 新生儿血红蛋白（Hb）电泳图谱 *

FA	胎儿 Hb 和成人正常 Hb；正常新生儿模式
FAV	表示存在 HbF 和 HbA。另存在一个异常带（V），不是常见的 Hb 变异
FAS	胎儿 Hb、成人正常 HbA 和 HbS，与良性镰状细胞特征一致
FS	胎儿和镰状 HbS，无法检测到成人正常 HbA。临床上显著的纯合镰状 Hb 基因型（S/S）或镰状 β 地中海贫血，在儿童时期表现为镰状细胞贫血
FC[†]	存在缺乏成年正常 HbA 的患儿，其 HbC 基因型与临床上显著的纯合子 HbC 基因型（C/C）一致，导致儿童时期出现轻度血液学紊乱
FSC	有 HbS 和 HbC。这种杂合性疾病可能导致儿童期镰状细胞病
FAC	存在 HbC 和成人正常 HbA，与良性 HbC 特征一致
FSA	一种临床意义重大的疾病，杂合子 HbS/β 地中海贫血
F[†]	胎儿 HbF 无成人正常的 HbA。虽然这可能表明 HbA 出现延迟，但也与纯合 β 地中海贫血或胎儿 HbF 的纯合遗传持续性一致
FV[†]	存在胎儿 HbF 和异常 Hb 变异（V）
AF	表明可能有输血史。当婴儿 4 个月大时再次化验血，此时外输血细胞应已被清除

注：HbA：$\alpha_2\beta_2$；HbF：$\alpha_2\gamma_2$；HbA$_2$：$\alpha_2\delta_2$。
* 血红蛋白变体的报告顺序按照丰度降低；例如，FA 表示胎儿血红蛋白多于成人血红蛋白。
[†] 应重新检测血样以确认原始数据准确性。
From Tschudy MM，Arcara KM：The Harriet Lane handbook，ed 19，Philadelphia，2012，Mosby.

表 50 血红蛋白类型

	血红蛋白	结构	结论
正常	A	$\alpha_2\beta_2$	占成人血红蛋白 97%
	A$_2$	$\alpha_2\delta_2$	占成人血红蛋白的 2%；β 地中海贫血升高
	F	$\alpha_2\gamma_2$	3～9 个月的胎儿，血红蛋白正常；β 地中海贫血增加
链合成异常	H	β_4	见于 α 地中海贫血，无生理学作用
	Barts	γ_4	见于 α 地中海贫血，无生理学作用
链结构异常	S	$\alpha_2\beta_2$	β 链第 6 位置上，缬氨酸取代谷氨酸
	C	$\alpha_2\beta_2$	β 链第 6 位置上，赖氨酸取代谷氨酸

From Ballinger A：Kumar & Clark's essentials of clinical medicine，ed 6，Edinburgh，2012，WB Saunders.

表 51　血红蛋白病分类

结构型血红蛋白病——具有氨基酸序列改变，导致功能紊乱或物理或化学性质改变的血红蛋白

血红蛋白聚合异常——HBS

改变氧亲和力

高亲和力——红细胞增多症

低亲和力——发绀，假性贫血

容易氧化的血红蛋白

不稳定血红蛋白，溶血性贫血，黄疸

M 血红蛋白——高铁血红蛋白血症，发绀

地中海贫血——珠蛋白链产生缺陷

α 地中海贫血

β 地中海贫血

δ β 地中海贫血、γ δ β 地中海贫血、α β 地中海贫血

结构性血红蛋白病——与地中海贫血表型相关的结构异常血红蛋白

HbE

CS 型血红蛋白

血红蛋白莱波雷

胎儿血红蛋白的遗传持久性——高水平的血红蛋白从胎儿期持续到成年期

全血细胞型——所有红细胞都含有高水平的 HbF

非缺失形式

缺失形式

肯尼亚（Kenya）Hb

只有红细胞特异亚群的异种细胞，含有高水平的 HbF

获得性血红蛋白病

毒性接触引起的高铁血红蛋白

因接触有毒物质而产生的硫化血红蛋白

碳氧血红蛋白

红白血病中的 HbH

红细胞应激和骨髓发育不良状态下的高血红蛋白血症，通常为异型细胞

Hb，血红蛋白。

From Hoffman R: Hematology: Basic principles and practice, ed 6, Philadelphia, 2013, WB Saunders.

糖血红蛋白（糖化血红蛋白）（HbA1c）"

Hemoglobin，Glycosylated
血红蛋白，糖基化

见 "Glycohemoglobin（glycated glycosylated hemoglobin）（HbA1c）糖血红蛋白（糖化血红蛋白）（HbA1c）"

Hemoglobin H
血红蛋白 H

见表 50。

正常：阴性

阳性见于：血红蛋白 H 病，α 地中海贫血，不稳定血红蛋白疾病

Hemoglobin，Urine
血红蛋白，尿液

见 "Urine Hemoglobin，Free 尿血红蛋白，游离"

Heparin-Induced Thrombocytopenia Antibodies
肝素诱导的血小板减少症抗体

正常：抗原检测：阴性，< 0.45；弱，0.45 ~ 1.0；强，> 1.0

升高原因：肝素诱导的血小板减少症

Hepatitis A Antibody
甲型肝炎抗体

正常：阴性

阳性见于：甲型病毒性肝炎；可以是 IgM 或 IgG（如果是 IgM，则为急性甲肝；如果是 IgG，则为以前感染过甲型肝炎）

甲型肝炎病毒感染的血清学试验见图 25。

肝炎病毒的血清学和病毒学试验见表 52。

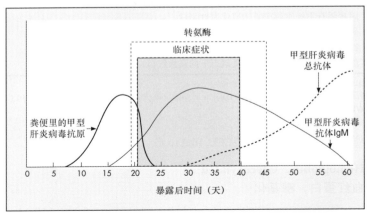

图 25　甲型肝炎病毒感染的血清学试验［From Ravel R（ed）：Clinical laboratory medicine，ed 6，St Louis，1995，Mosby.］

表52 肝炎病毒的血清学和病毒学试验

	IgM抗-HAV	IgG抗-HAV	HBsAg	HBsAb	IgM抗-HBVc	HBeAg	抗-HBe	HBV DNA	抗-HCV 筛查	HCV RNA	抗-HDV	抗-HEV
HAV：												
急性期	+	+										
远期		+										
HBV：												
早期			+		+	+		+				
窗口期					+							
恢复期				+	−/+		+					
慢性期			+		−/+	+/−	−/+	+/−				
TX 监测								+				
远期					+		−/+	+/−				
HCV：												
筛查									+			
急性期									+/−	+		
慢性期									+	+		

续表

IgM 抗-HAV	IgG 抗-HAV	HBsAg	HBsAb	IgM 抗-HBVc	HBeAg	抗-HBe	HBV DNA	抗-HCV 筛查	HCV RNA	抗-HDV	抗-HEV
TX 监测										+	
远期									+	−/+	
HDV:											
重叠感染		+	−		+/−		−/+	+/−			+
HEV:											+

DNA, 脱氧核糖核酸; HAV, 甲型肝炎病毒; HBeAg, 乙型肝炎 e 抗原; HBsAg, 乙型肝炎表面抗原; HBV, 乙型肝炎病毒; HCV, 丙型肝炎病毒; HDV, 丁型肝炎病毒; HEV, 戊型肝炎病毒; Ig, 免疫球蛋白; RNA, 核糖核酸; TX, 得克萨斯州; +, 阳性; −, 阴性。

Data from CDC: Surveillance for acute hepatitis, United States, 2007, MMWR 58 (SS-3), 2009.
From McPherson RA, Pincus MR: Henry's clinical diagnosis and management by laboratory methods, ed 23, Philadelphia, 2017, Elsevier.

Hepatitis A Virus-IgM Antibody
甲型肝炎病毒 -IgM 抗体

出现：与临床症状大致相同（暴露后 3 ～ 4 周；持续 14 ～ 60 天），或在 AST/ALT 升高开始之前（持续时间：在 AST/ALT 升高前 10 天到之后 7 天）

高峰：症状出现后约 3 ～ 4 周（1 ～ 6 周）

无法检测：症状出现后 3 ～ 4 个月（1 ～ 6 个月）。在少数情况下，HAV-IgM 抗体可持续 12 ～ 14 个月。

HAV Total Antibody
HAV 总抗体

出现：检测到 IgM 后持续约 3 周（约为临床症状期中期至恢复早期）

高峰：发病后 1 ～ 2 个月

无法检测：通常为高水平，但也可缓慢下降

Hepatitis A Viral Infection
甲型肝炎病毒感染

诊断急性甲型肝炎感染的最佳通用试验 = HAV-Ab（IgM）

证明过去甲肝病毒感染 / 免疫的最佳通用试验 = HAV-Ab（总）

Hepatitis B Surface Antigen（HBsAg）
乙型肝炎表面抗原（HBsAg）

正常：阴性

阳性见于：急性乙型肝炎，慢性乙型肝炎

出现：暴露后 2 ～ 6 周（范围：6 天～ 6 个月）；5% ～ 15% 的患者在黄疸发作时呈阴性

高峰：症状出现前 1 ～ 2 周至发病后 1 ～ 2 周

无法检测：峰值后 1 ～ 3 个月（范围：1 周～ 5 个月）

Hepatitis B Viral Infection
乙型肝炎病毒感染

见表 53，乙型肝炎病毒感染中的抗原和抗体见图 26、图 27 和图 28。

HBs

-Ag:

HBsAg：显示当前活跃的乙型肝炎病毒（HBV）感染。

表 53 乙型肝炎感染的血清学标志物

	HBsAg	抗 -HBc	抗 -HBs	IgM 抗 -HBc
易感	−	−	−	
自然感染获得免疫	−	+	+	−
注射乙型肝炎疫苗获得免疫	−	−	+	
急性感染	+	+	−	+
慢性感染	+	+	−	−

HBsAg，乙型肝炎表面抗原；Ig，免疫球蛋白；＋，阳性；－，阴性。
From Ballinger A: Kumar & Clark's essentials of clinical medicine, ed 6, Edinburgh, 2012, WB Saunders.

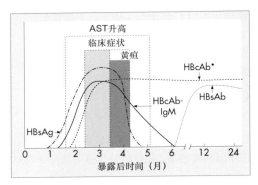

图 26 乙型肝炎病毒表面抗原抗体和核心抗体。注意 "核心窗口"。* HBcAb = HBcAb-IgM + HBcAb-IgG（组合）。AST，谷草转氨酶；HBcAb，乙型肝炎核心抗体；HBsAb，乙型肝炎表面抗体；HBsAg，乙型肝炎表面抗原；Ig，免疫球蛋白 [From Ravel R（ed）: Clinical laboratory medicine, ed 6, St Louis, 1995, Mosby.]

持续超过 6 个月表明为携带者/慢性乙型肝炎病毒感染。

HBV 核酸探针：在 HBsAg 阳性之前即可为阳性，持续时间长于 HBsAg。

比 HBsAg 和（或）HBeAg 更可靠的感染性标志物。

-Ab：

总 HBsAb：表明既往 HBV 感染已治愈，存在免疫力。

HBc

-Ab：

HBc-IgM：表现为急性或近期 HBV 感染。

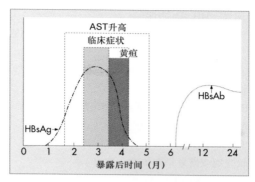

图 27 乙型肝炎病毒表面抗原和抗体（HBsAg 和总 HBsAb）。AST，谷草转氨酶［From Ravel R（ed）：Clinical laboratory medicine，ed 6，St Louis，1995，Mosby.］

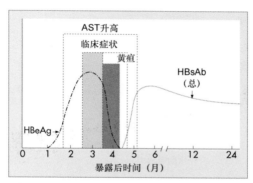

图 28 乙型肝炎 e 抗原和抗体。AST，谷草转氨酶；HBeAb，乙型肝炎 e 抗体；HBeAg，乙型肝炎 e 抗原［From Ravel R（ed）：Clinical laboratory medicine，ed 6，St Louis，1995，Mosby.］

在急性乙型肝炎恢复期，当 HBsAg 消失时可能升高（核心窗口期）。

HBc-IgM 阴性，HBsAg 阳性，提示早期急性 HBV 感染或 HBV 携带者／慢性 HBV 感染。

总 HBcAb：当 HBsAg 和 HBc-IgM 均为阴性时，提示既往 HBV 感染。

HBe

-Ag：

HBe-Ag：尤其是当没有 HBeAb 时，提示患者传染性强。

总 HBeAb：提示患者传染性低。

133

HBsAg 阳性，HBcAb 阴性

约 5%（0%～17%）的患者，处于早期乙型肝炎急性期感染（HBcAb 上升较晚）

HBsAg 阳性，HBcAb 阳性，HBsAb 阴性

大部分临床症状阶段

慢性 HBV 携带者无肝病（无症状携带者）

慢性乙型肝炎（慢性持续型或慢性活动型）

HBsAg 阴性，HBcAb 阳性，HBsAb 阴性

临床症状晚期或恢复早期（核心窗口）

慢性 HBV 感染者的 HBsAg 低于常规检测水平

既往有 HBV 感染

HBsAg 阴性，HBcAb 阳性，HBsAb 阳性

晚期恢复到完全恢复

既往感染

Hepatitis C Viral Infection
丙型肝炎病毒感染

图 29 显示了丙型肝炎感染中的抗原和抗体。表 54 总结了 HCV 标志物的演变过程。

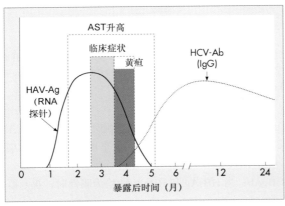

图 29　丙型肝炎病毒抗原和抗体。AST，谷草转氨酶；HCV-Ab，丙型肝炎病毒抗体；HCV-Ag，丙型肝炎病毒抗原；Ig，免疫球蛋白；RNA，核糖核酸［From Ravel R（ed）：Clinical laboratory medicine，ed 6，St Louis，1995，Mosby.］

表 54　HCV 标志物的说明

说明	抗 -HCV	RIBA	HCV RNA
急性 HCV 感染	−	−	+
HCV 感染活动期	+	+	+
可能清除 HCV	+	+	−
HCV 试验假阳性	+	−	
需要进一步研究	+	不确定 *	−

HCV，丙型肝炎病毒；RIBA，重组免疫分析；RNA，核糖核酸。
* 可疑结果：只有一条检测带阳性，或有多条检测带阳性但无特异性反应。
From McPherson RA，Pincus MR：Henry's clinical diagnosis and management by laboratory methods，ed 23，St Louis，2017，Elsevier.

Hepatitis C RNA
丙型肝炎 RNA

正常：阴性

升高原因：丙型肝炎。检测 HCV RNA 可用于确认当前感染情况和监测治疗情况。治疗前需要进行定量分析（病毒载量），以评估疗效（治疗 12 周后下降小于 2 log，表示治疗无效）。

HCV

-Ag：

HCV 核酸探针：显示当前 HCV 感染（尤其是 PCR 扩增）。

-Ab：

HCV-Ab（IgG）：处于恢复期，或既往感染过 HCV。

HAV

-Ag：

HAV-Ag 电镜检测：显示感染早期在粪便中存在病毒。

-Ab：

HAV-Ab（IgM）：目前或最近感染过 HAV。

HAV-Ab（总）：恢复期或既往感染过 HAV。

Hepatitis D Viral Infection
丁型肝炎病毒感染

图 30 显示了丁型肝炎感染中的抗原和抗体。

目前最佳的通用筛选试验＝ HDV-Ab（总）

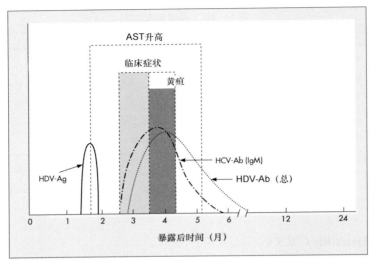

图 30　丁型肝炎病毒抗原和抗体。AST，谷草转氨酶；HCV-Ab，丙型肝炎病毒抗体；HDV-Ab，丁型肝炎病毒抗体；HDV-Ag，丁型肝炎病毒抗原；Ig，免疫球蛋白［From Ravel R（ed）：Clinical laboratory medicine，ed 6，St Louis，1995，Mosby.］

区分急性和慢性感染的最佳试验＝ HDV-Ab（IgM）

Delta Hepatitis Coinfection（acute HDV1 acute HBV）or Superinfection（acute HDV1 chronic HBV）

丁型病毒性肝炎合并感染（急性 HDV1 合并急性 HBV 感染）或重叠感染（急性 HDV1 合并慢性 HBV 感染）

HDV

-Ag:

HDV-Ag：显示当前 HDV 感染（急性或慢性）。

HDV 核酸探针：比 EIA 检测到 HDV-Ag 更早且更持久地检测到抗原。

-Ab:

HDV-Ab（IgM）：急性 HDV 感染时明显升高；不持久。

HDV 感染恢复期低或中度升高；不持久。

慢性 HDV 感染患者持续性低至高水平升高（取决于细胞损伤程度和检测灵敏性）。

HDV-Ab（总）：急性 HDV 感染时明显升高；不持久。
慢性 HDV 感染持续明显升高。

HDV-Ag
丁型病毒性肝炎抗原

用 DNA 探针检测，较少用免疫分析

出现： 前驱期（症状出现前）；ALT 初始升高时或之后（HBsAg 出现后约一周，HBcAb-IgM 水平开始升高）

高峰： 发病后 2 ～ 3 天

无法检测： 1 ～ 4 天（症状出现后可能持续时间短）

HDV-Ab（IgM）
丁型病毒性肝炎抗体（IgM）

出现： 症状出现后约 10 天（范围：1 ～ 28 天）

峰值： 首次测出后约 2 周

无法检测： 首次检测后约 35 天（范围，10 ～ 80 天）（多数其他 IgM 抗体需要 3 ～ 6 个月才无法检测）

HDV-Ab（total）
丁型病毒性肝炎抗体（总）

出现： 症状出现后约 50 天（范围：14 ～ 80 天）；检测到 HDV-Ag 后约 5 周（范围：3 ～ 11 周）

峰值： 首次测出后约 2 周

无法检测： 首次测出后约 7 个月（范围，4 ～ 14 个月）

Her-2/*neu*

正常： 阴性

阳性见于： 25% ～ 30% 的原发性乳腺癌。也可以在其他上皮性肿瘤中发现，包括肺癌、肝细胞癌、胰腺癌、结肠癌、胃癌、卵巢癌、宫颈癌和膀胱癌。曲妥珠单抗（Herceptin）是抗 Her-2/*neu* 的人源化单克隆抗体。对于转移性、复发性和（或）难治性、不可切除的局部晚期乳腺癌患者，使用曲妥珠单抗治疗有效。

Herpes Simplex Virus（HSV）
单纯疱疹病毒（HSV）

试验说明： 可对血清生物样品、脑脊液、玻璃体液进行 PCR 检测。

HFE Screen For Hereditary Hemochromatosis
遗传性血色素沉着病 HFE 筛查

试验说明：PCR 检测可应用在在全血或组织。单基因（C282Y）和基因多态性（H63D，S65C）是与本病相关的主要等位基因。

Heterophil Antibody
嗜异性抗体

正常：阴性

阳性见于：传染性单核细胞增多症

High-Density Lipoprotein（HDL）Cholesterol
高密度脂蛋白（HDL）胆固醇

正常范围：

男性：40 ～ 70 mg/dl［0.8 ～ 1.8 mmol/L（CF：0.02586；SMI：0.05 mmol/L）］

女性：50 ～ 90 mg/dl［1.1 ～ 2.35 mmol/L（CF：0.02586；SMI：0.05 mmol/L）］

升高原因：使用吉非罗齐、他汀类、非诺贝特、烟酸、雌激素，定期有氧运动，每天少量（1 oz）酒精摄入

降低原因：载脂蛋白缺乏，肝病，服用普罗布考，家族性高密度脂蛋白缺乏症

注：胆固醇 / 高密度脂蛋白比值＞ 4.0 与冠状动脉疾病风险增加相关。表 55 总结了主要的人类载脂蛋白。

表 55　主要的人类载脂蛋白

载脂蛋白	主要脂蛋白	分子量（kDa）	氨基酸	染色体	血浆浓度	
					mmol/L	mg/dl
A- Ⅰ	HDL	29	243 ～ 245	11	32 ～ 46	90 ～ 130
A- Ⅱ	HDL	17.4	154	1	18 ～ 29	30 ～ 50
A- Ⅳ	HDL，LDL	44.5	396	11		
（a）	Lp（a）	350 ～ 700	不定	6		
B-100	VLDL，IDL，LDL	512.7	4536	2	1.5 ～ 1.8	80 ～ 100

载脂蛋白	主要脂蛋白	分子量（kDa）	氨基酸	染色体	血浆浓度	
					mmol/L	mg/dl
B-48	CM	240.8	2152	2	< 0.2	< 5
C- Ⅰ	CM，LDL	6.6	57	19	6.1～10.8	4～7
C- Ⅱ	CM，LDL	8.9	78 或 79	19	3.4～9.1	3～8
C- Ⅲ	CM	8.8	79	11	9.1～17.1	8～15
D	HDL	19	169	3		
E	CM，LDL，IDL	34.1	299	19	0.8～1.6	3～6
F	HDL，LDL，VLDL	29	162	12		8.35
H	VLDL	50	326	17		20
J	HDL	80	499	8		
L	HDL	39～42	383	22	血浆中不存在	
M	HDL，LDL，VLDL，CM	26	188	6		2～15
O	HDL，LDL，VLDL	22.3	198	X		

CM，乳糜微粒；HDL，高密度脂蛋白；IDL，中密度脂蛋白；LDL，低密度脂蛋白；Lp（a），脂蛋白 a；VLDL，极低密度脂蛋白。

From McPherson RA，Pincus MR：Henry's clinical diagnosis and management by laboratory methods，ed 23，St Louis，2017，Elsevier.

HLA Antigens
人类白细胞抗原

相关疾病见表 56。

Homocysteine（plasma）
同型半胱氨酸（血浆）

正常范围：

0～30 岁：4.6～8.1 μmol/L

30～59 岁：6.3～11.2 μmol/L（男性），4.5～7.9 μmol/L（女性）

> 59 岁：5.8～11.9 μmol/L

表 56 与特定疾病相关的 HLA

抗原	状态	抗原	状态
HLA-B27	强直性脊柱炎	HLA-B8，Dw3	腹腔疾病
	赖特综合征	HLA-B8，Dw3	疱疹样皮炎
	银屑病关节炎	HLA-B8	重症肌无力
HLA-A10，B18，Dw2	补体 2 缺乏	HLA-B8	儿童慢性活动性肝炎
HLA-A2，B40，CW3	补体 4 缺乏	HLA-Drw4	成人活动性慢性肝炎
HLA-B7，Dw2	多发性硬化	HLA-B13，Bw17	银屑病
HLA-A3	血色素沉着病		

HLA，人类白细胞抗原。
From Cerra FB：Manual of critical care，St Louis，1987，Mosby.

升高原因：易血栓状态，维生素 B6、维生素 B12、叶酸、核黄素缺乏，妊娠，同型半胱氨酸尿症

注：同型半胱氨酸水平升高是动脉粥样硬化的独立危险因素。

Human Chorionic Gonadotropin（hCG）
人绒毛膜促性腺激素（hCG）

正常范围：随妊娠期而异：

1 周：5 ～ 50 mU/ml

1 ～ 2 周：50 ～ 550 mU/ml

2 ～ 3 周：升高到 5000 mU/ml

3 ～ 4 周：升高到 10 000 mU/ml

4 ～ 5 周：升高到 50 000 mU/ml

2 ～ 3 月：10 000 ～ 100 000 mU/ml

升高原因：正常妊娠，葡萄胎，绒毛膜癌，睾丸生殖细胞肿瘤，一些非滋养细胞肿瘤（如宫颈、肠黏膜、卵巢、肺、乳腺肿瘤）

Human Herpes Virus 8（HHV8）
人类疱疹病毒 8 型（HHV8）

试验说明：可对全血、组织、骨髓、尿液进行 PCR 检测。HHV8 存在于各种形式的卡波西肉瘤中。

Human Immunodeficiency Virus Antibody，Type 1（HIV-1）
人类免疫缺陷病毒抗体，1 型（HIV-1）

正常范围：无法测出

异常结果：HIV 抗体通常在感染后 1 ～ 4 个月出现在血液中。

试验顺序：

ELISA 是推荐的初筛试验。敏感性和特异性＞99%。但以下情况可能出现假阳性：自身免疫性疾病、使用 1985 年以前生产的免疫球蛋白、试验 6 周内注射、类风湿因子、多胎女性 DLA-DR 抗体、试验 3 个月内注射流感疫苗、血液透析、血浆反应素试验阳性、某些内科疾病（血友病、高丙种球蛋白血症、酒精性肝炎）均可出现假阳性 ELISA。

免疫印迹法证实 ELISA 阳性（图 31）。出现假阳性的情况：结缔组织病、人类白细胞抗原抗体、多克隆丙种球蛋白病、高胆红素血症、健康人存在抗另一种人类逆转录病毒抗体，或与其他非病毒源性

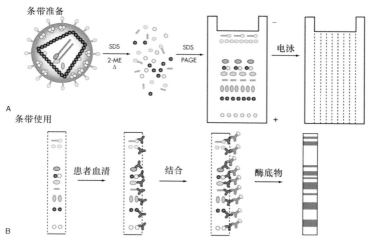

图 31　人类免疫缺陷病毒（HIV）免疫印迹。A. 免疫印记条带是用纯化的 HIV 病毒粒子制备的，这些病毒被离子洗涤剂和还原剂破坏，经过十二烷基硫酸钠-聚丙烯酰胺凝胶电泳（SDS-PAGE），并电转移到固体条带上，固体条带通常是硝基纤维素。**B.** 将试纸条与患者样本（血清、血浆、唾液或尿液）按顺序孵育；酶结合抗人 IgG、酶底物。结合酶的位置可确定是否存在针对单个 HIV 蛋白的抗体（From Bennett JE et al：Mandell，Douglas，and Bennett's principles and practice of infectious diseases，ed 8，Philadelphia，2015，WB Saunders.）

蛋白质发生交叉反应。免疫印迹法无法确诊的情况可能发生在晚期免疫缺陷（由抗体丢失引起）的 AIDS 患者和近期的 HIV 感染中。

PCR 用于确诊免疫印迹法无法验证的结果或疑似感染 HIV 的阴性结果。

图 32 描述了 HIV 感染试验；表 57 描述了血浆 HIV RNA 测试的适应证。

Human Immunodeficiency Virus Type 1 Antigen（p24），Qualitative（p24 antigen）
人类免疫缺陷病毒 1 型（HIV-1）抗原（p24），定性（p24 抗原）

正常范围：阴性。检测了未结合的 HIV-1p24 抗原。核心蛋白 p24 是第一个可检测到的由组特异性抗原（*gag*）基因编码的蛋白质。这种蛋白是病毒血症的标志物。这种检测代替不了 HIV-1 抗体检测，作为 HIV-1 感染筛查。HIV-1p24 在急性 HIV-1 感染的第 1 个月可以检测到，在 HIV-1 感染的无症状阶段，p24 通常下降到无法检测的水平。阴性结果并不排除感染或接触 HIV-1 的可能性。如果结果为阴性，建议在最初试验后至少 8 周重复试验。这项检查主要用于筛血液和血浆，并作为 HIV-1 感染预后的辅助检查手段。

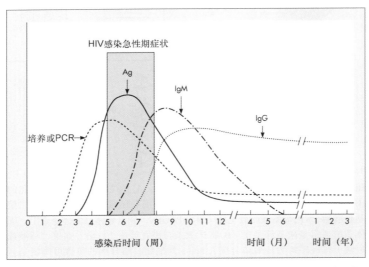

图 32　人类免疫缺陷病毒（HIV）-1 感染检测。Ag, 抗原；Ig, 免疫球蛋白；PCR, 聚合酶链式反应 ［From Ravel R（ed）：Clinical laboratory medicine，ed 6，St Louis，1995，Mosby.］

表 57　血浆 HIV RNA 检测适应证 *

临床指征	内容	应用
症状符合急性 HIV 感染综合征	当 HIV 抗体检测为阴性或不确定时确定诊断	诊断 [†]
新诊断 HIV 感染的初步评价	基于病毒载量设定值	决定开始或推迟治疗
未接受治疗的患者每 3～4 个月	病毒载量的变化	决定开始治疗
抗逆转录病毒治疗开始后 4～8 周	药物疗效初步评价	决定继续或改变治疗
开始治疗后 3～4 个月	最大治疗效果	决定继续或改变治疗
接受治疗的患者每 3～4 个月	抗逆转录病毒作用的持久性	决定继续或改变治疗
临床事件或 CD4＋T 细胞显著下降	与变化或稳定有关	决定继续、重新开始或改变

* 急性疾病［如细菌性肺炎、结核、单纯疱疹病毒（HSV）、肺孢子菌肺炎（PCP）］和免疫接种可导致血浆 HIV RNA 增加 2～4 周；在此期间不应进行病毒载量测试。在开始或改变治疗前，血浆 HIV RNA 结果通常应反复进行验证。HIV RNA 应该用同一个实验室和相同的分析方法来测量。

[†] 通过 HIV RNA 检测来确定的 HIV 感染，诊断应在初次不确定或阴性检测后 2～4 个月采用标准方法（如免疫印迹血清学）进行确认。

HIV，人类免疫缺陷病毒；RNA，核糖核酸。

From Report of the NIH Panel to Define Principles of Therapy of HIV Infection, MMWR Recomm Rep 47（RR-5）：1-41，1998.

Human Immunodeficiency Virus Type 1（HIV-1）Viral Load
人类免疫缺陷病毒 1 型（HIV-1）病毒载量

正常范围：HIV-1 RNA，定量。bDNA3：日常拷贝数少于 50/ml 或对数小于 1.7/ml

这项试验只应用于有记录的 HIV-1 感染患者。用于监测感染进展、抗逆转录病毒治疗的反应和疾病预后。不适用于 HIV 感染的诊断。

Human Papilloma Virus（HPV）
人乳头瘤病毒（HPV）

试验说明：PCR 检测可用于宫颈涂片、活检、刮片、液体细胞学标本和肛门生殖组织。

Huntington Disease PCR
亨廷顿病 PCR

试验说明：可对全血进行 PCR 检测。亨廷顿病是由 IT 15 基因编码的胞嘧啶–腺嘌呤–鸟嘌呤（CAG）三核苷酸序列重复扩张引起的。应用本试验时，应进行试验前和试验后咨询。

Hydrogen Breath Test
氢呼气试验

见 "Breath Hydrogen Test（hydrogen breath test）呼氢试验（氢呼气试验）"

5-Hydroxyindole-Acetic Acid，Urine
5- 羟基吲哚乙酸，尿液

见 "Urine 5-hydroxyindole-Acetic Acid（urine 5-HIAA）尿 5- 羟基吲哚乙酸（尿 5-HIAA）"

王淑兰 译 龚美亮 审校

Immune Complex Assay
免疫复合物分析

正常：阴性

阳性见于：胶原血管疾病，肾小球肾炎，肿瘤，疟疾，原发性胆汁性肝硬化，慢性急性肝炎，细菌性心内膜炎，血管炎

Immunoglobulins
免疫球蛋白

正常范围：

IgA：$50 \sim 350$ mg/dl [$0.5 \sim 3.5$ g/L（CF：0.01；SMI：0.01 g/L）]

IgD：< 6 mg/dl [< 60 mg/L（CF：0.01；SMI：0.01 g/L）]

IgE：< 25 μg/dl [< 0.00025 g/L（CF：0.01；SMI：0.01 g/L）]

IgG：$800 \sim 1500$ mg/dl [$8 \sim 15$ g/L（CF：0.01；SMI：0.01 g/L）]

IgM：$45 \sim 150$ mg/dl [$0.45 \sim 1.5$ g/L（CF：0.01；SMI：0.01 g/L）]

表 58 总结了人免疫球蛋白亚型的生物学特性。框 18 总结了与单克隆免疫球蛋白相关的情况。表 59 描述了与多克隆高免疫球蛋白血症相关的疾病状态。

升高原因：

IgA：淋巴增生性疾病，Berger 肾病，慢性感染，自身免疫性疾病，肝病

IgE：过敏性疾病，寄生虫感染，免疫性疾病，IgE 骨髓瘤（与高 IgE 水平相关的非过敏性疾病概述见框 19。框 20 总结了 IgE 水平非常高的情况）

IgG：慢性肉芽肿性感染，传染病，炎症，骨髓瘤，肝病

IgM：原发性胆汁性肝硬化，传染病（布鲁氏菌病、疟疾），瓦尔登斯特仑巨球蛋白血症，肝病

降低原因：

IgA：肾病综合征，蛋白质丢失性肠病，先天性缺陷，淋巴细胞白血病，共济失调-毛细血管扩张症，慢性肺窦疾病

表 58 人免疫球蛋白亚型的生物学特征

特征	IgG1	IgG2	IgG3	IgG4	IgM	IgA1	IgA2	IgD	IgE
物理性质									
分子量（kD）	146	146	165	146	970*	160	160	170	190
血清半衰期（天）	29	27	7	16	5	6	6	—	2
解剖分布									
平均血清水平（mg/ml）	5～12	2～6	0.5～1.0	0.2～1.0	0.5～1.5	0.5～2.0	0～0.2	0～0.4	0～0.002
跨胎盘运输	+++	+	++	±	—	—	—	—	—
跨上皮运输	—	—	—	—	+	+++†	+++†	—	—
血管外扩散	+++	+++	+++	+++	±	++‡	++‡	+	+
功能活动									
抗原中和	++	++	++	++	++	++	++	—	—
补体结合	++	+	++	—	+++	+	+	—	—
ADCC	+	+	+	±	—	—	—	—	+
即刻超敏反应	—	—	—	±	—	—	—	—	+++

ADCC，抗体依赖性细胞毒作用；Ig，免疫球蛋白；—，无影响；±，无影响或可忽略程度；+，轻度；++，中度；+++，高度。

* 五聚体 IgM 加 J 链。

† 二聚体。

‡ 单体。

From Adkinson NF et al: Middleton's allergy principles and practice, ed 8, Philadelphia, 2014, WB Saunders.

框 18　与单克隆免疫球蛋白相关的部分情况

多发性骨髓瘤

瓦尔登斯特伦巨球蛋白血症

慢性淋巴细胞白血病

其他白血病

淋巴瘤

良性单克隆丙种球蛋白病

系统性毛细血管渗漏综合征

淀粉样变性

慢性活动性肝炎、原发性胆汁性肝硬化等慢性肝病

自身免疫性疾病，包括类风湿关节炎、系统性红斑狼疮、甲状腺炎、恶性

贫血、结节性多动脉炎、干燥综合征

高代谢病

各种类型的恶性肿瘤

遗传性球形细胞增多症

HIV 感染，包括 AIDS

AIDS，获得性免疫缺陷综合征；HIV，人类免疫缺陷病毒。

From McPherson RA，Pincus MR：Henry's clinical diagnosis and management by laboratory methods，ed 23，St Louis，2017，Elsevier.

表 59　多克隆高免疫球蛋白血症：一些相关疾病状态

疾病状态	免疫球蛋白（Ig）类
免疫缺陷疾病	
高 IgE 与反复感染	IgE
威斯科特-奥尔德里奇综合征	IgA，IgE
"Ⅰ型丙种球蛋白异常症"	IgM
高免疫球蛋白 A 与反复感染	IgA
获得性免疫缺陷综合征（艾滋病）	所有类型
感染	
先天性感染（梅毒、弓形虫病、风疹、巨细胞病毒）	IgM
传染性单核细胞增多症	IgM 或所有类型
锥体虫病	IgM 或所有类型
肠道寄生虫	所有类型
部分蠕虫感染	IgE
内脏幼虫游走	所有类型
儿童慢性肉芽肿性疾病	所有类型
麻风	所有类型
一般慢性感染	所有类型，偏好 IgG

续表

疾病状态	免疫球蛋白（Ig）类
肝病	
慢性活动性肝炎	IgG 占主导地位
急性肝炎	IgG 占主导地位
胆汁性肝硬化	IgM 占主导地位
狼疮性肝炎	所有类型
肺部疾病	
肺超敏综合征	所有类型
结节病	所有类型
铍中毒	所有类型
"自身免疫性"疾病	
系统性红斑狼疮	所有类型
类风湿关节炎	IgA 或者所有类型
许多"自身免疫"状态，如甲状腺炎	所有类型
硬皮病	所有类型
冷凝集素病	IgM
过敏性紫癜	IgA
其他	
唐氏综合征	所有类型
淀粉样变性	所有类型
镇静剂成瘾	IgM
肾小管疾病	所有类型

McPherson RA，Pincus MR：Henry's clinical diagnosis and management by laboratory methods，ed 23，St Louis，2017，Elsevier.

框 19　与血清总 IgE 水平改变相关的非过敏性疾病

水平升高（≥ 500 IU/ml）

寄生虫病
蛔虫病
内脏幼虫移行综合征
毛细线虫病
肺吸虫病
片形吸虫病
血吸虫病
钩虫病

旋毛虫病
丝虫病
类圆线虫病
包虫病
盘尾丝虫病
疟疾

感染
过敏性支气管肺的霉菌病
系统性念珠菌病
球孢子菌病
麻风
EB 病毒单核细胞增多症
巨细胞病毒单核细胞增多症
病毒性呼吸道感染
人类免疫缺陷病毒（HIV）1 型感染
百日咳

皮肤病
斑秃
大疱性类天疱疮
慢性肢端皮炎
链球菌结节性红斑

其他疾病
肾病综合征
药物性间质性肾炎
肝病
囊性纤维化
川崎病
小儿结节性多动脉炎
原发性肺含铁血黄素沉着症
吉兰-巴雷综合征
烧伤
类风湿关节炎
骨髓移植
吸烟
酗酒

肿瘤
霍奇金病
IgE 骨髓瘤

支气管癌

免疫缺陷疾病

威斯科特-奥尔德里奇综合征

高 IgE 综合征

胸腺发育不全（DigGeorge 综合征）

免疫球蛋白性细胞免疫缺陷（Nezelof 综合征）

选择性 IgA 缺乏症

药物

恩夫韦地

福尔可定

水平降低（＜5 IU/ml）

家族性 IgE 缺乏和复发性肺窦感染

人类 T 细胞嗜淋巴病毒 1 型感染

原发性胆汁性肝硬化

From Adkinson NF et al：Middleton's allergy principles and practice，ed 8，Philadelphia，2014，WB Saunders.

框 20　血清 IgE 浓度异常升高（≥ 500 IU/ml）

变应性支气管肺真菌病

变应性真菌性鼻窦炎

特应性皮炎

人类免疫缺陷病毒（HIV）感染

高 IgE 综合征

IgE 骨髓瘤

木村病

淋巴瘤

内瑟顿综合征

全身性蠕虫寄生虫病

肺结核

From Adkinson NF et al：Middleton's allergy principles and practice，ed 8，Philadelphia，2014，WB Saunders.

IgE：低丙种球蛋白血症，肿瘤（乳腺、支气管、宫颈），共济失调-毛细血管扩张症，原发性胆汁性肝硬化（见框 19）

IgG：先天性或获得性缺陷，淋巴细胞白血病，苯妥英，甲泼尼龙，肾病综合征，蛋白质丢失性肠病

IgM：先天性缺陷，淋巴细胞白血病，肾病综合征

Indirect Antiglobulin（Coombs indirect）
间接抗球蛋白（间接 Coombs）

正常：阴性

阳性见于：获得性溶血性贫血，血型不合，抗 Rh 抗体，药物（甲基多巴、甲芬酸、左旋多巴）

图 33 说明了 Coombs 试验的原理。

Influenza A and B Tests
甲型和乙型流感检测

试验描述：可对鼻咽拭子、洗涤液或抽吸物进行聚合酶链式反应（PCR）

正常：阴性

Insulin Autoantibodies
胰岛素自身抗体

正常：阴性

阳性见于：来自胰岛素治疗的外源性胰岛素。胰岛细胞抗体的存在表明 β 细胞正在被破坏。这项检测对 1a 型糖尿病的早期诊断和识别 1a 型糖尿病高危患者是有用的。

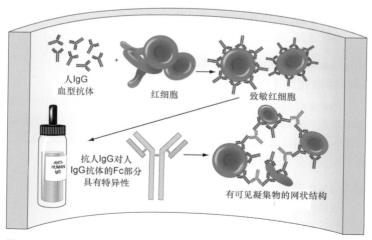

图 33　抗人球蛋白抗体在用人 IgG 或补体成分致敏的相邻红细胞之间形成桥梁
（From McPherson RA，Pincus MR：Henry's clinical diagnosis and management by laboratory methods，ed 23，St Louis，2017，Elsevier.）

Insulin，Free
胰岛素，游离

正常：$< 17 \, \mu U/ml$

升高原因：胰岛素过量，胰岛素抵抗综合征，内源性高胰岛素血症

降低原因：1 型糖尿病治疗不充分

Insulin-Like Growth Factor-1（IGF-1）（Serum）
胰岛素样生长因子 -1（IGF-1）（血清）

正常范围：

16 ～ 24 岁：182 ～ 780 ng/ml

25 ～ 39 岁：114 ～ 492 ng/ml

40 ～ 54 岁：90 ～ 360 ng/ml

> 55 岁：71 ～ 290 ng/ml

升高原因：青春期，肢端肥大症，妊娠，性早熟，肥胖

降低原因：营养不良，青春期延迟，糖尿病，垂体功能减退，肝硬化，老年

Insulin-Like Growth Factor- Ⅱ
胰岛素样生长因子 -2

正常范围：288 ～ 736 ng/ml

升高原因：与非胰岛细胞瘤、肝癌和肾母细胞瘤相关的低血糖

降低原因：生长激素缺乏

International Normalized Ratio（INR）
国际标准化比（INR）

INR 是凝血酶原时间（PT）比值的相对评级。INR 代表由国际参考凝血活酶调整后的 PT 比。其结果具通用性，表明使用通用的世界卫生组织国际参考试剂测量下的 PT 结果。为了正确解释 INR 值，患者应该接受规律的抗凝治疗。

参考 INR 范围

近端深静脉血栓形成：	2 ～ 3
肺栓塞：	2 ～ 3
短暂性脑缺血发作：	2 ～ 3
房颤：	2 ～ 3
机械瓣膜：	2.5 ～ 3.5

复发性静脉血栓栓塞病：　　　　2.5 ～ 3.5

Intrinsic Factor Antibodies
内因子抗体

正常：阴性

阳性见于：恶性贫血（＞50% 的患者）。氰钴胺可能出现假阳性结果。

Iron（Serum）
铁（血清）

正常：男性：65 ～ 175 μg/dl；女性：50 ～ 1170 μg/dl

升高原因：血色素沉着病，过量铁治疗，反复输血，铅中毒，溶血性贫血，再生障碍性贫血，恶性贫血

降低原因：缺铁性贫血，甲状腺功能减退，慢性感染

Iron-Binding Capacity，Total（TIBC）
总铁结合力（TIBC）

正常范围：250 ～ 460 μg/dl ［45 ～ 82 μmol/L（CF：0.1791；SMI：1 μmol/L）］

升高原因：缺铁性贫血，妊娠，红细胞增多症，肝炎，体重减轻

降低原因：慢性病贫血，血色素沉着病，慢性肝病，溶血性贫血，营养不良（蛋白质耗竭）

表 60 描述了 TIBC 和血清铁异常。

表 60　血清铁和总铁结合力模式

SI ↓	TIBC ↓	慢性疾病；尿毒症
SI ↓	TIBC ↑	慢性缺铁性贫血，妊娠晚期
SI ↑	TIBC ↓	血色素沉着病，铁剂治疗过量（TIBC 可能正常），溶血性贫血，地中海贫血，铅中毒，巨幼细胞性贫血，再生障碍性贫血，吡哆醇缺乏症或其他铁母细胞性贫血
SI ↑	TIBC ↑	口服避孕药；急性肝炎（部分 TIBC 低于正常），慢性肝炎（部分患者）
SI ↑	TIBC NL	维生素 B12 或叶酸缺乏
SI ↓	TIBC NL	慢性缺铁（部分患者），急性感染，手术，组织损伤
SI NL	TIBC ↑	维生素 B12/ 叶酸缺乏症合并缺铁

NL，正常；SI，血清铁；TIBC，总铁结合力。

From Ravel R：Clinical laboratory medicine，ed 6，St Louis，1995，Mosby.

Iron Saturation（% transferrin saturation）
铁饱和度（% 转铁蛋白饱和度）

正常：

男性：20% ～ 50%

女性：15% ～ 50%

升高原因：血色素沉着病，铁摄入过多，再生障碍性贫血，地中海贫血，维生素 B6 缺乏

降低原因：低色素性贫血，胃肠道恶性肿瘤

兰霞　译　王科宇　审校

Lactate（blood）
乳酸（血液）

正常范围：0.5 ～ 2.0 mEq/L

升高原因：组织缺氧（休克、呼吸衰竭、严重充血性心力衰竭、严重贫血、一氧化碳或氰化物中毒），系统性疾病（肝或肾衰竭、癫痫发作），肠道菌群异常（d-乳酸酸中毒），药物或毒素（水杨酸盐、乙醇、甲醇、乙二醇），G6PD 缺乏症

Lactate Dehydrogenase（LDH）
乳酸脱氢酶（LDH）

正常范围：50 ～ 150 U/L［0.82 ～ 2.66 μkat/L（CF：0.01667；SMI：0.02 μkat/L）］

升高原因：心肌梗死、肺梗死、肾梗死

心肺系统疾病，肝病，胶原蛋白病，中枢神经系统疾病

溶血性贫血，巨幼细胞性贫血，输血，癫痫发作，肌肉创伤，肌营养不良，急性胰腺炎，低血压，休克，传染性单核细胞增多症，炎症，肿瘤，肠梗阻，甲状腺功能减退

Lactate Dehydrogenase Isoenzymes
乳酸脱氢酶同工酶

正常范围：

LDH_1：22% ～ 36%（心脏、红细胞）［0.22 ～ 0.36（CF：0.01，SMI：0.01）］

LDH_2：35% ～ 46%（心脏、红细胞）（0.35 ～ 0.46）

LDH_3：13% ～ 26%（肺）（0.15 ～ 0.26）

LDH_4：3% ～ 10%（横纹肌、肝）（0.03 ～ 0.1）

LDH_5：2% ～ 9%（横纹肌、肝）（0.02 ～ 0.09）

正常比值：

c. $LDH_1 < LDH_2$

d. $LDH_5 < LDH_4$

异常值：

$LDH_1 > LDH_2$：心肌梗死（也可见于溶血性贫血、恶性贫血、叶酸缺乏、肾梗死）

$LDH_5 > LDH_4$：肝病（肝硬化、肝炎、肝淤血）

Lactose Tolerance Test（serum）
乳糖耐量试验（血清）

正常：按照 2 g/kg 口服乳糖并在 0 min、30 min、45 min、60 min 和 90 min 抽血检测血糖水平。正常反应是血糖从空腹值升高到 > 30 mg/dl，不确定的反应为升高 20 ～ 30 mg/dl，异常反应是升高 < 20 mg/dl。表 61 总结了腹泻鉴别诊断的实验室检查。

异常：乳糖酶缺乏

表 61　腹泻鉴别诊断的实验室检查

试验	方法	用途
初步筛查试验		
粪便白细胞	瑞特染色或亚甲蓝染色	鉴别炎症性腹泻
粪便潜血试验	免疫化学	检测出血
粪便渗透间隙	$290 - 2 \times$（粪便 Na^+ + K^+）	区分分泌性腹泻与渗透性腹泻
粪便碱化处理	在粪便 / 尿液中加入 NaOH 后颜色改变	酚酞缓泻剂摄入
感染性原因		
粪便细菌培养	常规培养与药敏试验	鉴定志贺菌、沙门菌
粪便特殊培养	特殊培养与血清学分型	鉴定大肠埃希菌 0157：H7、耶尔森菌、弯曲杆菌
粪便艰难梭菌毒素测定	EIA 法检测毒素 A 和 B	假膜性结肠炎
HIV 血清学	EIA，免疫印迹	HIV 肠炎
粪便轮状病毒筛查	EIA 法检测抗原	轮状病毒肠炎
粪便虫卵和寄生虫	浓缩和染色	肠道寄生虫感染
粪便分枝杆菌	抗酸染色、培养和药敏试验、PCR	分枝杆菌，抗生素选择
粪便溶组织内阿米巴抗原	EIA 法检测抗原	溶组织内阿米巴

试验	方法	用途
粪便贾第虫抗原	EIA 法检测抗原	蓝氏贾第鞭毛虫
粪便隐孢子虫抗原	EIA 法检测抗原	隐孢子虫
内分泌原因		
尿 5-HIAA 或血清素	HLPC	类癌综合征
血清 VIP	RIA	VIPoma
血清 TSH，游离 T4	免疫测定	甲状腺功能亢进
血清胃泌素	RIA	佐林格-埃利森综合征
血清降钙素	RIA	低钙血症相关性腹泻
血清生长抑素	RIA	生长抑素瘤
吸收不良		
乳糖耐量试验	见正文	乳糖酶缺乏
粪便还原糖试验	Clinitest 试纸	碳水化合物不耐受
汗液氯化物	见正文	囊性纤维化
d- 木糖吸收试验	见正文	评估胰腺和空肠功能
粪便脂肪染色	脂肪染色	脂质吸收障碍
血清胡萝卜素	分光光度法	脂质吸收障碍
^{14}C- 三油酸甘油酯试验检测吸收不良	见正文	脂质吸收障碍
血清 IgA	比浊法	排除 IgA 缺乏
抗组织转谷氨酰胺酶抗体	EIA	乳糜泻
氢呼气试验	电化学氢气监测仪	碳水化合物吸收不良
细菌菌落计数	小肠抽吸及定量培养	细菌过度生长
其他		
血清游离钙	离子选择性电极	低钙血症相关性腹泻
血清蛋白和白蛋白	比浊法，光度测定	IBD，蛋白丢失性肠病
粪便 α1- 抗胰蛋白酶	比浊法	蛋白丢失性肠病
免疫球蛋白定量	比浊法	无丙种球蛋白血症
7 α -羟基-4-胆甾素-3-酮	HPLC	胆盐吸收不良

试验	方法	用途
粪便弹性蛋白酶或胰十二酯试验	EIA	胰腺功能不全
肠道活检	内镜或开放活检	惠普尔病，MAI，无 β 脂蛋白血症，肿瘤，淋巴瘤，淀粉样变性，嗜酸性胃肠炎，无丙种球蛋白血症，肠淋巴管扩张症，克罗恩病，结核，移植物抗宿主病，贾第鞭毛虫，其他寄生虫感染，胶原性结肠炎，显微镜下结肠炎
肠外原因	见正文	甲状腺功能亢进，糖尿病，甲状旁腺功能减退，肾上腺皮质功能不全，激素分泌性肿瘤

5-HIAA，5- 羟基吲哚乙酸；EIA，酶免疫测定；HIV，人类免疫缺陷病毒；HPLC，高效液相色谱法；IBD，炎症性肠道疾病；Ig，免疫球蛋白；MAI，细胞内鸟分枝杆菌；PCR，聚合酶链式反应；RIA，放射免疫分析；T4，甲状腺素；TSH，促甲状腺激素；VIP，血管活性肠肽；VIPoma，血管活性肠肽瘤。
From McPherson RA，Pincus MR：Henry's clinical diagnosis and management by laboratory methods，ed 23，St Louis，2017，Elsevier.

LAP Score
LAP 评分

见 "Leukocyte Alkaline Phosphatase（LAP）白细胞碱性磷酸酶（LAP）"

Lead
铅

正常：儿童，< 10 μg/dl；成人，< 25 μg/dl；可耐受工业暴露剂量，< 50 μg/dl

升高原因：铅暴露，铅中毒

LDH

见 "Lactate Dehydrogenase（LDH）乳酸脱氢酶（LDH）"

LDL

见 "Low-Density Lipoprotein（LDL）Cholesterol 低密度脂蛋白（LDL）胆固醇"

Legionella Pneumophila PCR
嗜肺军团菌 PCR

试验说明：可对肺组织、痰液、支气管肺泡灌洗液和其他呼吸道抽取液进行 PCR。

Legionella Titer
军团菌滴度

正常：阴性

阳性见于：军团病（疑诊：滴度≥1：256；确诊：滴度增加4倍至≥1：128）

Leukocyte Alkaline Phosphatase（LAP）
白细胞碱性磷酸酶（LAP）

正常范围：13 ～ 100（33 ～ 188 U）

升高原因：类白血病反应，感染继发的中性粒细胞增多（镰状细胞危象除外——LAP 无明显增加），霍奇金病，真性红细胞增多症，毛细胞白血病，再生障碍性贫血，唐氏综合征，骨髓纤维化

降低原因：急性和慢性粒细胞白血病，血小板减少性紫癜，阵发性睡眠性血红蛋白尿，低磷血症，胶原蛋白病

Leukocyte Count
白细胞计数

见 "Complete Blood Count（CBC）全血细胞计数（CBC）"

Lipase
脂肪酶

正常范围：0 ～ 160 U/L［0 ～ 2.66 μkat/L（CF：0.01667；SMI：0.02 μkat/L）］

升高原因：急性胰腺炎，消化性溃疡穿孔，胰腺癌（早期），胰管梗阻，肠梗死，肠梗阻

Lipoprotein（a）
脂蛋白（a）

正常： 男性：1.35 ～ 19.6 mg/dl；女性：1.24 ～ 20.1 mg/dl。图 34 说明了脂蛋白的结构。表 62 总结了人血浆脂蛋白的主要类别。主要类别的血浆脂蛋白的化学成分见表 63。

升高原因： 冠状动脉疾病，未控制的糖尿病，甲状腺功能减退，慢性肾衰竭，妊娠，吸烟，感染，肾病综合征

降低原因： 烟酸，ω-3 脂肪酸，雌激素，他莫昔芬，他汀类药物

Lipoprotein Cholesterol，High-Density
脂蛋白胆固醇，高密度

见 "High-Density Lipoprotein（HDL）Cholesterol 高密度脂蛋白（HDL）胆固醇"

Lipoprotein Cholesterol，Low-Density
脂蛋白胆固醇，低密度

见 "Low-Density Lipoprotein（LDL）Cholesterol 低密度脂蛋白（LDL）胆固醇"

Liver Kidney Microsome Type 1 Antibodies（LKM1）
肝肾微粒体 1 型抗体（LKM1）

正常：< 20 U

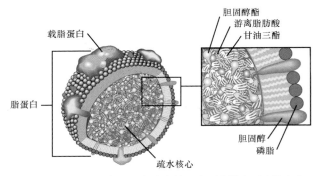

图 34　脂蛋白结构。 脂蛋白是具有疏水核心和两亲性表面（既亲水又亲油）的球形颗粒。其表面由单层磷脂组成。该表面层还包含蛋白质和游离胆固醇。疏水核心主要包含甘油三酯和胆固醇酯（From McPherson RA，Pincus MR：Henry's clinical diagnosis and management by laboratory methods，ed 23，St Louis，2017，Elsevier.）

表 62 人血浆脂蛋白的主要类别：理化特性

颗粒	电泳迁移率*	主要载脂蛋白	直径（Å）	密度（kg/L）	Sf†
乳糜微粒	原点	ApoA-I, A-IV, B-48, C-I, C-II, C-III, E	750~12 000	<0.95	>400
VLDL	Pre-β	ApoB-100, C-I, C-II, C-III, E	300~700	0.95~1.006	20~400
IDL	β 或 pre-β	ApoB-100, E	12~20	1.006~1.019	
LDL	B	ApoB-100	18~300	1.019~1.063	0~12
HDL$_2$	A	ApoA-I, A-II, E	50~120	1.063~1.125	
HDL$_3$	A	ApoA-II, A-I, E	50~120	1.125~1.210	
Lp（a）	Pre-β	ApoB-100, Apo（a）		1.045~1.080	

HDL$_2$, 高密度脂蛋白超速离心亚类；HDL$_3$, 高密度脂蛋白超速离心亚类；IDL, 中密度脂蛋白；LDL, 低密度脂蛋白；Lp（a）, 脂蛋白（a）；VLDL, 极低密度脂蛋白。

* 琼脂糖凝胶电泳。

† 斯韦德贝里浮选速率。

From McPherson RA, Pincus MR: Henry's clinical diagnosis and management by laboratory methods, ed 23, St Louis, 2017, Elsevier.

表 63　主要血浆脂蛋白的化学组成

	蛋白质（%）*	游离胆固醇（%）	胆固醇酯（%）	甘油三酯（%）	磷脂（%）
乳糜微粒	1～2	1～3	2～4	80～95	3～6
VLDL	6～10	4～8	16～22	45～65	15～20
IDL	介于 VLDL 和 LDL 之间				
LDL	18～22	6～8	45～50	4～8	18～24
HDL	45～55	3～5	15～20	2～7	26～32

HDL，高密度脂蛋白；IDL，中密度脂蛋白；LDL，低密度脂蛋白；VLDL，极低密度脂蛋白。

* 干重百分比。

McPherson RA，Pincus MR：Henry's clinical diagnosis and management by laboratory methods，ed 23，St Louis，2017，Elsevier.

Data from Albers（1974），Gaubatz et al（1983），Fless et al（1984），Gotto et al（1986），Gries et al（1988），and Hegele（2009）.

升高原因：2 型自身免疫性肝炎

LKM1

见 "Liver Kidney Microsome Type 1 Antibodies（LKM1）肝肾微粒体 1 型抗体（LKM1）"

Low-Density Lipoprotein（LDL）Cholesterol
低密度脂蛋白（LDL）胆固醇

正常范围：50～130 mg/dl［1.30～1.68 mmol/L（CF：0.02586；SMI：0.05 mmol/L）］。图 35 说明了 LDL 受体途径和胆固醇代谢的调节。

＜70	糖尿病，既往心肌梗死和有心脏危险因素的患者的最适值
100～129	接近或高于最适值
130～159	临界升高
160～189	高
≥190	很高

Lupus Anticoagulant
狼疮抗凝物

见 "Circulating Anticoagulant（lupus anticoagulant）循环抗凝物（狼疮抗凝物）"

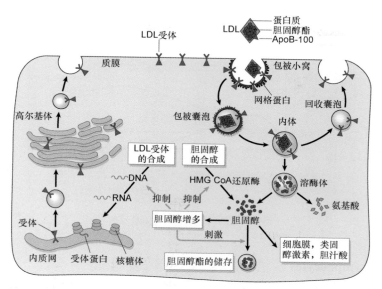

图35　低密度脂蛋白（LDL）受体途径和胆固醇代谢的调节。Apo，载脂蛋白；DNA，脱氧核糖核酸；HMG CoA，3- 羟基 -3- 甲基戊二酰辅酶 A；RNA，核糖核酸（From McPherson RA，Pincus MR：Henry's clinical diagnosis and management by laboratory methods，ed 23，St Louis，2017，Elsevier.）

Luteinizing Hormone
黄体生成素

正常范围：5 ～ 25 mIU/ml

升高原因：绝经后，垂体腺瘤，原发性性腺功能障碍，多囊卵巢综合征

降低原因：严重疾病，神经性厌食症，营养不良，垂体或下丘脑受损，巨大压力

Lyme Disease Antibody Titer
莱姆病抗体滴度

正常范围：阴性

阳性见于：图 36 说明了莱姆病的常见血清学反应。

在蜱叮咬后的几天内，血清学检查是非必需的或无用的，因为在此阶段，其敏感性仅为 40% ～ 50%，阴性结果也不能排除诊断。

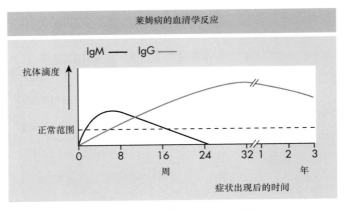

图 36 莱姆病中的 IgM 和 IgG 反应

Lymphocytes
淋巴细胞

正常范围：

15% ～ 40%

淋巴细胞总数：800 ～ 2600/mm³

总 T 淋巴细胞：800 ～ 2200/mm³

CD4 淋巴细胞：≥ 400/mm³

CD8 淋巴细胞：200 ～ 800/mm³

正常 CD4/CD8 比值为 2.0。

升高原因：慢性感染，传染性单核细胞增多症和其他病毒感染，慢性淋巴细胞白血病，霍奇金病，溃疡性结肠炎，肾上腺功能减退，特发性血小板减少症

降低原因：AIDS，化疗药物或化疗引起的骨髓抑制，再生障碍性贫血，肿瘤，固醇类，肾上腺皮质功能亢进，神经系统疾病（多发性硬化、重症肌无力、吉兰–巴雷综合征）

CD4 淋巴细胞的计算方法为白细胞总数 × 淋巴细胞百分比 ×CD4 染色的淋巴细胞百分比。其在 AIDS 和其他免疫功能障碍患者中有所减少。

表 64 描述了外周血中的各种淋巴细胞异常。

框 21 总结了淋巴细胞减少的主要原因。

表 64 外周血淋巴细胞异常的鉴别诊断

淋巴细胞类型	常见相关疾病	细胞学特征	实验室特征	临床特征
小淋巴细胞	慢性淋巴细胞白血病	低浓度表面免疫球蛋白的B细胞表面标志物，CD5抗原	低丙种球蛋白血症50%；直接Coombs试验阳性15%；淋巴结活检可见弥漫性、高分化淋巴细胞浸润	老年人；表现范围从无症状的淋巴细胞增多到伴有腺病、脾大和骨髓"堆积"的严重疾病
异型淋巴细胞	传染性单核细胞增多症、其他病毒性疾病	抑制性T细胞标志物	嗜异性凝集素；EB病毒、巨细胞病毒、弓形虫、HBsAg血清学阳性	咽炎、发热、皮疹、脾大、腭瘀斑、黄疸
浆细胞样淋巴细胞	瓦尔登斯特伦巨球蛋白血症	细胞质IgM，过碘酸希夫反应阳性	IgM副蛋白、红细胞叠连、冷球蛋白	腺病、脾大、无骨损伤、高黏滞综合征、低体温现象
淋巴母细胞	ALL	末端转移酶阳性，常见的ALL抗原，B-或T-前体标志物	贫血，粒细胞减少症、血小板减少症、高尿酸血症，弥漫性骨髓浸润	发病高峰在儿童期，发病急、骨痛频繁
淋巴肉瘤细胞	淋巴细胞性淋巴瘤	高浓度单克隆表面免疫球蛋白的B细胞表面标志物	淋巴结活检：结节性或弥漫性分化淋巴细胞性淋巴瘤，骨小梁周骨髓斑片状受累	中老年人、全身性腺病、全身症状
Sézary细胞	皮淋巴瘤	T淋巴细胞表面标志物	皮肤活检具有诊断意义	剥脱性红皮病、皮肤斑块或肿瘤

续表

淋巴细胞类型	常见相关疾病	细胞学特征	实验室特征	临床特征
毛细胞	毛细胞白血病	B淋巴细胞标志物，细胞质投影，抗酒石酸酸性磷酸酶，白介素2受体，CD11抗原	全血细胞减少症	中年男性，中度至重度脾大，无腺病
幼淋巴细胞	幼淋巴细胞白血病	高浓度表面免疫球蛋白的B细胞表面标志物，CD5阴性	明显的淋巴细胞增多（经常>100×10^9/L）	老年人，脾大明显，腺病较轻，治疗的反应较差

ALL，急性淋巴细胞白血病；HBsAg，乙肝表面抗原；Ig，免疫球蛋白。
From Stein JH (ed)：Internal medicine, ed 5, St Louis, 1998, Mosby.

框 21　淋巴细胞减少症的主要原因

破坏性：放疗，化疗，皮质类固醇

衰弱性：饥饿，再生障碍性贫血，癌症晚期，胶原血管疾病，肾衰竭

传染性：病毒性肝炎，流感，伤寒，结核

AIDS 相关：HIV 细胞病变，营养失衡，药物效应

先天性免疫缺陷：威斯科特－奥尔德里奇综合征

淋巴循环异常：肠淋巴管扩张，梗阻，胸导管引流 / 破裂，CHF

AIDS，获得性免疫缺陷综合征；CHF，充血性心力衰竭；HIV，人类免疫缺陷病毒。

From McPherson RA，Pincus MR：Henry's clinical diagnosis and management by laboratory methods，ed 23，St Louis，2017，Elsevier.

兰霞 译 王科宇 审校

Magnesium（serum）
镁（血清）

见图 37 和图 38。

正常范围：1.8 ～ 3.0 mg/dl ［0.80 ～ 1.20 mmol/L（CF：0.4114；SMI：0.02 mmol/L）］

高镁血症的原因

肾排泄减少

    肾衰竭——肾小球滤过率小于 30 ml/min

    甲状旁腺功能亢进

    甲状腺功能减退

    艾迪生病

    锂中毒

    家族性低尿钙高血钙症

其他原因：通常与肾小球滤过率降低相关

    内源性负荷

        糖尿病酮症酸中毒

        严重组织损伤：烧伤

    外源性负荷

        胃肠道

            含镁的泻剂和抗酸药

            大剂量维生素 D 类似物

肠外：妊娠毒血症的处理

低镁血症的原因

酗酒

使用利尿剂

肾丢失

急慢性肾衰竭

去梗阻后利尿

急性肾小管坏死

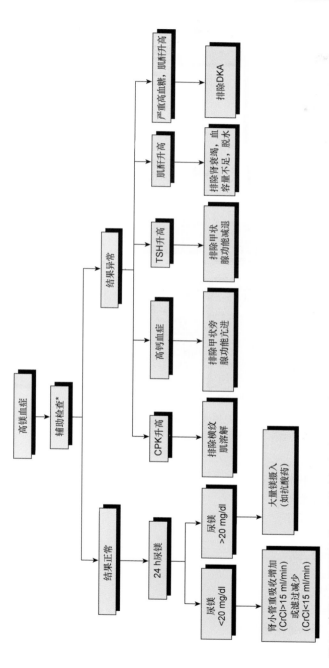

图 37 高镁血症的诊断方法。 * 血清电解质，钙，血尿素氮（BUN），肌酐，葡萄糖，促甲状腺激素（TSH），肌酸磷酸激酶（CPK）。CrCl，肌酐清除率；DKA，糖尿病酮症酸中毒（From Ferri F：Ferri's best test：a practical guide to clinical laboratory medicine and diagnostic imaging，ed 3，Philadelphia，2014，WB Saunders.）

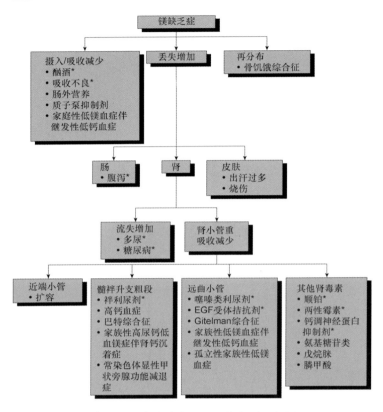

图 38　镁缺乏症的原因。＊常见原因。EGF，表皮生长因子（From Skorecki K et al：Brenner & Rector's the kidney，ed 10，Philadelphia，2016，Elsevier.）

慢性肾小球肾炎

慢性肾盂肾炎

间质性肾病

肾移植

胃肠道丢失

慢性腹泻

胃液引流

短肠综合征

蛋白质热量营养不良

肠瘘

全胃肠外营养

急性胰腺炎

内分泌

糖尿病

醛固酮增多症

甲状腺功能亢进

甲状旁腺功能亢进

急性间歇性卟啉病

妊娠

药物

氨基糖苷类

两性霉素

β 受体激动剂

顺铂

环孢素

利尿剂

膦甲酸

戊烷脒

茶碱

先天性疾病

家族性低镁血症

妊娠糖尿病

妊娠甲状腺功能减退症

妊娠甲状旁腺功能亢进症

Mean Corpuscular Volume（MCV）
平均红细胞体积（MCV）

正常范围：$76 \sim 100~\mu m^3$（$76 \sim 100$ fl）[$76 \sim 100$ fl（CF：1；SMI：1 fl）]

表 65 总结了易与巨幼红细胞增多症混淆的临床情况。有关 MCV 异常的说明见表 66、表 67 和表 68。表 69 描述了 MCV 和 RBC 分布宽度在贫血诊断中的作用。表 70 描述了红细胞膜疾病患者的外周血涂片评估。

表 65 易与巨幼红细胞增多症混淆的临床情况

大红细胞症 * 不伴巨幼红细胞增多症 †

网织红细胞增多症

肝病

再生障碍性贫血

骨髓增生异常综合征（尤其是 5q-）

多发性骨髓瘤

低氧血症

吸烟者

MCV 的假性增高不伴大卵形红细胞症 ‡

冷凝集素病

明显的高血糖

白细胞增多症

老年人

MCV，平均红细胞体积。

* 中央淡染区通常占正常红细胞 1/3，其在卵圆形大红细胞中减少。与此形成对比的是薄大红细胞的中央淡染区增加。

† 巨幼红细胞增多症可以增加诊断钴胺素和叶酸缺乏的敏感性，虽然诊断巨幼红细胞增多症意味着已经进行了骨髓检查，但除非急需确诊，一般不行骨髓检查。

‡ 外周血涂片无法判断 MCV 增高时可通过库尔特计数判断 MCV 增高。

From Hoffman R：Hematology：Basic principles and practice，ed 6，Philadelphia，2013，WB Saunders.

表 66 平均红细胞体积增加的原因（大红细胞症）

原因	占所有大红细胞症患者百分比（%）*	占每种疾病的大红细胞百分比（%）†
常见		
叶酸或维生素 B12 缺乏	20～30（5～50）‡	80～90（4～100）
慢性肝病	15～20（6～28）	25～30（8～65）
慢性酒精中毒	10～12（3～15）	60（26～90）
细胞毒性化疗	10～15（2～20）	30～40（13～82）
心肺异常	8（7～9.5）	?
网织红细胞增多症	6～7（0～15）	取决于严重程度
骨髓增生异常综合征	经常出现在 40 岁以上人群	60 岁以上的 RAEB 和 RARS 患者
原因不明	25（22.5～27）	—
正常新生儿		
不常见	< 4	
非细胞毒性药物		

原因	占所有大红细胞症患者百分比（%）*	占每种疾病的大红细胞百分比（%）†
齐多夫定		30（14 ～ 50）
苯妥英		
硫唑嘌呤		
甲状腺功能减退		20 ～ 30（8 ～ 55）
慢性白血病 / 骨髓纤维化		
恶性肿瘤放射治疗		
慢性肾病（偶发患者）		
长跑运动员大红细胞症（部分人）		
唐氏综合征		
人工制品（如冷凝集素）		

RAEB，难治性贫血伴过量母细胞；RARS，难治性贫血伴环状铁粒母细胞（以前称为"难治性贫血"，或特发性获得性铁粒幼细胞贫血）。

* 所有大红细胞症患者的百分比。

† 列出的每种疾病中有大红细胞症患者的百分比。

‡ 括号中的数字是文献报道的范围。

From Ravel R：Clinical laboratory medicine，ed 6，St Louis，1995，Mosby.

表 67　平均红细胞体积减少的原因（小红细胞症）

常见	不常见
慢性铁缺乏症	红细胞增多症的部分病例
α 或 β 地中海贫血（轻型）	铅中毒的部分病例
慢性病贫血	先天性球形红细胞增多症的部分病例
	铁粒幼细胞贫血的部分病例
	某些异常血红蛋白
	（HbE、Hb Lepore）

Hb，血红蛋白。

From Ravel R：Clinical laboratory medicine，ed 6，St Louis，1995，Mosby.

表 68　小细胞低色素性贫血的鉴别诊断

体内铁储备减少

缺铁性贫血

正常或增加的体内铁储备

慢性病贫血

铁吸收、运输或利用不良

肠胃外补铁后的难治性缺铁性贫血

转铁蛋白缺乏症

铜蓝蛋白缺乏症

二价金属转运蛋白 1（DMT1 或 SLC11A2）缺乏

铁蛋白相关血色素沉着病伴铁输出受损（4A 型）

血红素加氧酶 1 缺乏症

球蛋白合成障碍

　地中海贫血

　其他小细胞血红蛋白病

血红素合成障碍：铁粒幼细胞贫血

　遗传性

　获得性

From Hoffman R et al：Hematology，basic principles and practice，ed 6，Philadelphia，2013，WB Saunders.

表 69　平均红细胞体积和红细胞分布宽度在贫血诊断中的作用

	低 MCV（< 80 fl）	正常 MCV（80 ～ 99 fl）	高 MCV（800 fl）
RDW 正常	慢性病贫血	急性失血	再生障碍性贫血
	α 或 β 地中海贫血特征	慢性病贫血	慢性肝病
	血红蛋白 E 特征	肾病贫血	化疗、抗病毒药物或酒精
RDW 升高	缺铁	早期铁、叶酸或维生素 B12 缺乏	叶酸或维生素 B12 缺乏
	镰状细胞 -β 地中海贫血	双相性贫血（例如铁＋叶酸缺乏）	免疫性溶血性贫血
		镰状细胞贫血	细胞毒性化疗
		镰状细胞病	慢性肝病
		慢性肝病	骨髓增生异常
		骨髓增生异常	遗传性球形红细胞增多症、遗传性椭圆形红细胞增多症、先天性血红蛋白病和 RBC 酶病

MCV，平均红细胞体积；RBC，红细胞；RDW，红细胞分布宽度。

From Hoffman R：Hematology，basic principles and practice，ed 7，Philadelphia，2018，Elsevier.

表 70 红细胞膜疾病患者的外周血涂片评估

形态	病理生物学	诊断
小球形红细胞	由于血影蛋白、锚蛋白或带 3 蛋白和蛋白质 4.2 的缺乏，引起膜脂质的丢失导致表面积减少 巨噬细胞从抗体包被的红细胞中清除膜物质 脾清除与膜相关的 Heinz 小体及邻近的膜脂质	HS 免疫性溶血性贫血 Heinz 小体溶血性贫血
椭圆形红细胞	由于骨骼蛋白相互作用减弱（如血影蛋白二聚体-二聚体连接）而导致的永久性红细胞变形。这有助于在剪切应力引起的椭圆变形过程中破坏现有的蛋白质连接。随后，形成稳定椭圆形状的新蛋白质连接 未知	轻度普通 HE 铁缺乏症，巨幼细胞贫血，骨髓纤维化，骨髓病性贫血，骨髓增生异常综合征，地中海贫血
异形红细胞 /红细胞碎片	骨骼蛋白突变导致骨骼蛋白连接减弱 未知	溶血性 HE/HPP 铁缺乏症，巨幼细胞贫血，骨髓纤维化，骨髓病性贫血，骨髓增生异常综合征，地中海贫血
裂红细胞，破碎的红细胞	红细胞因机械损伤（纤维蛋白链，湍流）"撕裂"	与弥散性血管内凝血相关的微血管病性溶血性贫血、血栓性血小板减少性紫癜、血管炎、人工心脏瓣膜
棘红细胞	胆固醇的吸收及其在脂双层的外层中的优先积累 鞘磷脂在外层脂质中的选择性积累 未知	重症肝病中的棘红细胞溶血性贫血 β - 脂蛋白缺乏症 舞蹈症-棘红细胞增多症，营养不良，甲状腺功能减退症 麦克劳德表型
棘突细胞	双分子层的外层相对于内层的膜面积增加 未知	营养不良的患者伴有低镁低磷血症的溶血性贫血，丙酮酸激酶缺乏症；低血容量（ATP 耗竭）的体外人工制品，接触玻璃或长跑运动员体内 pH 升高的溶血，肾衰竭

续表

形态	病理生物学	诊断
口形红细胞	双分子层的内层相对于外层膜面积增加 未知	红细胞在体外暴露于阳离子麻醉剂；在体内药物浓度可能不足以产生类似的效果 酒精中毒，遗传性膜通透性障碍（遗传性口形红细胞增多）
靶形红细胞	膜脂质绝对过量（胆固醇和磷脂："对称性"脂质增加），随后细胞表面积增加 由于细胞体积减少而导致的表面积相对增加	梗阻性黄疸，肝病伴肝内胆汁淤积 地中海贫血和一些血红蛋白病（C、D、E）

ATP，三磷酸腺苷；HE，遗传性椭圆形红细胞增多症；HPP，遗传性嗜派洛宁异形红细胞症；HS，遗传性球形红细胞增多症。

From Hoffman R：Hematology，basic principles and practice，ed 7，Philadelphia，2018，Elsevier.

Metanephrines，Urine
甲氧基肾上腺素，尿液

见 "Urine Metanephrines 尿甲氧基肾上腺素"

Methylmalonic Acid（serum）
甲基丙二酸（血清）

正常范围：< 0.2 μmol/L

升高原因：维生素 B12 缺乏，妊娠，甲基丙二酸血症

Mitochondrial Antibody（AMA）
线粒体抗体（AMA）

正常：阴性

阳性见于：原发性胆汁性肝硬化（> 90% 的患者）

Monocyte Count
单核细胞计数

正常范围：2% ～ 8%

升高原因：病毒性疾病，寄生虫，感染，肿瘤，炎症性肠病，单核细胞白血病，淋巴瘤，骨髓瘤，结节病

降低原因：再生障碍性贫血，淋巴细胞白血病，糖皮质激素治疗

单核细胞数量变化见表 71。

表 71　单核细胞数量的变化

单核细胞增多

感染：结核，肉芽肿感染，布鲁氏菌病，亚急性细菌性心内膜炎

结缔组织病

骨髓抑制恢复期

造血系统恶性肿瘤：

　　MDS，MPD，MDS-MPD 重叠，CMML

　　急性和慢性单核细胞白血病，粒单核细胞白血病

　　霍奇金淋巴瘤和非霍奇金淋巴瘤

单核细胞减少

毛细胞白血病

MonoMAC

再生障碍性贫血

药物：化疗，IFN-α，糖皮质激素（一过性）

放疗

CMML，慢性骨髓单核细胞白血病；IFN，干扰素；MDS，骨髓增生异常综合征；monoMAC，单核细胞减少症和鸟分枝杆菌综合征；MPD，骨髓增生性疾病。
From Hoffman R：Hematology，basic principles and practice，ed 6，Philadelphia，2013，WB Saunders.

Mycoplasma Pneumoniae PCR
肺炎支原体 PCR

　　试验说明： 可对痰液、支气管肺泡灌洗液、鼻和咽拭子、其他呼吸道液体和肺组织进行 PCR 检测

Myelin Basic Protein，Cerebrospinal Fluid
髓鞘碱性蛋白，脑脊液

　　正常： < 2.5 ng/ml

　　升高原因： 多发性硬化症，中枢神经系统损伤，卒中，脑炎

Myoglobin，Urine
肌红蛋白，尿液

　　见 "Urine Myoglobin 尿肌红蛋白"

王淑兰　译　龚美亮　审校

Neisseria Gonorrhoeae PCR
淋球菌 PCR

试验说明：可对宫颈拭子、尿液和尿道内拭子进行检测

正常：阴性

Neutrophil Count
中性粒细胞计数

正常范围：50% ～ 70%

亚类：

STABS（带状早期成熟中性粒细胞）：2% ～ 6%

SEGS（成熟中性粒细胞）：60% ～ 70%

升高原因：急性细菌感染，急性心肌梗死，应激，肿瘤，粒细胞白血病

降低原因：病毒感染，再生障碍性贫血，免疫抑制药，骨髓放疗，粒细胞缺乏症，药物（抗生素、抗甲状腺药、氯吡格雷），淋巴细胞白血病和单核细胞白血病

框 22 描述了可能导致中性粒细胞减少的各种药物。表 72 描述了各种遗传性中性粒细胞减少症。表 73 涵盖了中性粒细胞减少症的分类。表 74 列出了与粒细胞缺乏症有关的药物。表 75 描述了中性粒细胞减少症的原因。

框 22　导致中性粒细胞减少的药物

抗心律失常药：托卡奈德、普鲁卡因胺、普萘洛尔、奎尼丁

抗生素：氯霉素、青霉素、磺胺类、对氨基水杨酸、利福平、万古霉素、异烟肼、呋喃妥因

抗疟药：氨苯砜、奎宁、乙胺嘧啶

抗惊厥药：苯妥英钠、甲苯妥英钠、甲氧苄啶、乙硫胺、卡马西平

降血糖药：甲苯磺丁脲、氯磺丙脲

抗组胺药：西咪替丁、溴苯那敏、曲贝那明

抗高血压药：甲基多巴、卡托普利

续框

抗炎药：氨基比林、苯丁酮、金盐、布洛芬、吲哚美辛
抗甲状腺药：丙基硫氧嘧啶、甲巯咪唑、硫氧嘧啶
利尿剂：乙酰唑胺、氢氯噻嗪、氯噻酮
吩噻嗪：氯丙嗪、丙嗪、异丙嗪
免疫抑制药：抗代谢药物
细胞毒性药：烷化剂、抗代谢药物、蒽环类药物、长春花碱、顺铂、羟基脲、放线菌素
其他药物：重组干扰素、别嘌呤醇、乙醇、左旋咪唑、青霉胺、齐多夫定、链激酶、卡马西平、氯吡格雷、噻氯匹

Modified and updated from Goldman L，Ausiello D（eds）：Cecil textbook of medicine，ed 22，Philadelphia，2004，WB Saunders.

表 72　杂合性遗传性中性粒细胞减少症

诊断	遗传学	位置	突变基因	附加特征
高 IgM 综合征，1 型	X-L	Xq26	CD4OL	↓IgA、IgE，自身免疫性血细胞减少症
赫曼斯基–普德拉克综合征，2 型	AR	5q14.1	AP3B1	↓IgG，部分白化，血小板功能障碍
格里塞利综合征，1 型	AR	15q21	MYO5A	神经功能障碍，局部白化病
格里塞利综合征，2 型	AR	15q21	RAB27A	与 1 型相同，并伴有吞噬血细胞作用
Chédiak-Higashi 综合征	AR	1q42.1～q42.2	LYST（CHSI）	免疫缺陷，局部白化病
皮肤异色病伴中性粒细胞减少	AR	16q13	C160RF57	皮疹，身材矮小，指甲营养不良
P14 缺乏症	AR	1q22	MAPBPIP	免疫缺陷，色素减退
科恩综合征	AR	8q22～q23	VPS13B/COH1	视网膜病变，发育迟缓，骨骼异常
夏科-马里-图思病综合征，2 型	AD	19p13.2	DMN2	轴突脱髓鞘神经病

AD，常染色体显性；AR，常染色体隐性；Ig，免疫球蛋白；X-L，X 连锁隐性。
Data compiled from Online Mendelian Inheritance in Man（http：//ncbi.nlm.nih.gov/omim）；
From Hoffman R：Hematology：Basic principles and practice，ed 6，Philadelphia，2013，
WB Saunders.

表 73　中性粒细胞减少症分类

先天的	
原发性	自身免疫性中性粒细胞减少症
	纯白细胞再生障碍
	特发性
	胸腺瘤
	恶性血液病（如 T-LGL 白血病）
	感染 / 感染后
	病毒
	麻疹、腮腺炎、玫瑰疹、风疹
	RSV、流感
	甲、乙、丙型肝炎
	CMV、EBV、HIV
	细小病毒
	细菌
	结核
	布鲁氏菌病
	土拉菌病
	伤寒
	立克次体
	落基山斑点热
	埃立克体病
	真菌
	组织胞浆菌病
	寄生虫
	疟疾、利什曼病
	自身免疫性疾病（如 SLE、RA）
	药物和化学品
	与免疫缺陷相关的中性粒细胞减少症
	严重营养缺乏
	因附着增加引起的中性粒细胞减少
	医源性（如血液透析）

CMV，巨细胞病毒；EBV，EB 病毒；HIV，人类免疫缺陷病毒；RA，顽固性贫血；RSV，呼吸道合胞病毒；SLE，系统性红斑狼疮；T-LGL，T 细胞大颗粒淋巴细胞。
Modified from Hoffman R：Hematology，basic principles and practice，ed 7，Philadelphia，2018，Elsevier.

表 74　与粒细胞缺乏症相关的药物

	病因分数	
	粒细胞缺乏症（%）	再生障碍性贫血（%）
总计	64	62
IAAAS	12	27
美国	72	17
泰国	70	2

与粒细胞缺乏症相关的药物（IAAAS 和其他相关药物）
　　乙酰地高辛
　　ACE 抑制剂
　　别嘌呤醇
　　阿莫地喹
　　苯扎贝特
　　β 受体阻滞剂
　　β - 内酰胺类
　　卡马西平
　　桂哌齐特
　　皮质类固醇
　　复方新诺明、其他磺胺类药物
　　双嘧达莫
　　地拉罗司（艾司玉）
　　双吡喃酮
　　组胺 -2 受体拮抗剂
　　吲哚美辛
　　异烟肼
　　大环内酯类
　　甲氯喹
　　硝苯地平
　　苯妥英
　　普鲁卡因胺
　　水杨酸盐
　　柳氮磺胺嘧啶
　　磺脲类
　　四环素类
　　苯那利定
　　甲状腺拮抗剂
　　曲克芦丁

ACE，血管紧张素转换酶；IAAAS，国际粒细胞缺乏症和再生障碍性贫血研究。
Modified from Hoffman R：Hematology，basic principles and practice，ed 7，Philadelphia，2018，Elsevier.

表 75 中性粒细胞增多症的原因

恶性血液病（CML、CNL、CMML）

感染

炎症、生理应激、出血、溶血

遗传性或先天性中性粒细胞增多

吸烟

药物：集落刺激因子、糖皮质激素、肾上腺素、锂

非血液系统恶性肿瘤

脾功能不全

肥胖

中性粒细胞减少症恢复期

CML，慢性粒细胞白血病；CMML，慢性粒单核细胞白血病；CNL，慢性中性粒细胞白血病。

From Hoffman R：Hematology，basic principles and practice，ed 7，Philadelphia，2018，Elsevier.

Norepinephrine
去甲肾上腺素

正常范围：0 ～ 600 pg/ml

升高原因：嗜铬细胞瘤，神经母细胞瘤，压力，剧烈运动，某些食物（香蕉、巧克力、咖啡、茶、香草）

5′-Nucleotidase
5- 核苷酸酶

正常范围：2 ～ 16 IU/L［（3 ～ 27）×108 kat/L（CF：$1.67×10^8$；SMI：$1×10^8$ kat/L）］

升高原因：胆道梗阻，肝转移癌，原发性胆汁性肝硬化，肾衰竭，胰腺癌，慢性活动性肝炎

王淑兰　译　龚美亮　审校

Osmolality（serum）
渗透压（血清）

正常范围： 280 ～ 300 mOsm/kg［280 ～ 300 mmol/kg（CF：1；SMI：1 mmol/kg）］

也可以通过以下公式估算：2（［Na］＋［K］＋葡萄糖 /18 ＋血尿素氮 /2.8）

血浆渗透压与血浆精氨酸升压素的关系如图 39 所示。

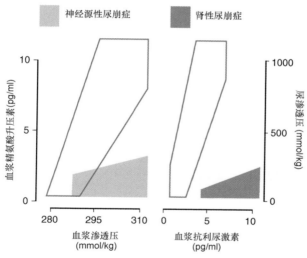

图 39　左侧，高渗盐水输注时血浆精氨酸升压素（AVP/ADH）与血浆渗透压的关系。原发性多饮和肾性尿崩症（DI）患者的 ADH 值在正常范围（开放区域）内，而神经源性 DI 患者对渗透压升高的血浆 ADH 反应低于正常（粉红色）。右侧，脱水和水负荷时尿渗透压与血浆 ADH 的关系。原发性多饮和神经源性 DI 的值在正常范围（开放区域）内，而肾性 DI 的患者尽管血浆 ADH 较高，但仍有低张尿液（绿色）［Redrawn from Bichet DG：Diabetes insipidus and vasopressin. In Moore TW，Eastman RC（eds）：Diagnostic endocrinology，ed 2，St Louis，1996，Mosby，p. 168，with permission.）（In McPherson RA，Pincus MR：Henry's clinical diagnosis and management by laboratory methods，ed 23，St Louis，2017，Elsevier.］

血浆和尿渗透压之间的关系如图 40 所示。

升高原因：脱水，高钠血症，尿崩症，尿毒症，高血糖，甘露醇治疗，摄入毒素（乙二醇、甲醇、乙醇），高钙血症，利尿剂

降低原因：利尿激素分泌失调综合征，低钠血症，水中毒，艾迪生病，甲状腺功能减退症

Osmolality，Urine
渗透压，尿液

正常范围：50 ～ 1200 mOsm/kg［50 ～ 1200 mmol/kg（CF：1；SMI：1 mmol/kg）］

升高原因：抗利尿激素分泌失调综合征，脱水，糖尿，肾上腺功能不全，高蛋白饮食

降低原因：尿崩症，过量饮水，使用 5% 葡萄糖（D_5W）静脉补液，急性肾功能不全，肾小球肾炎

多尿患者血浆尿渗透压与血浆精氨酸升压素的关系如图 41 所

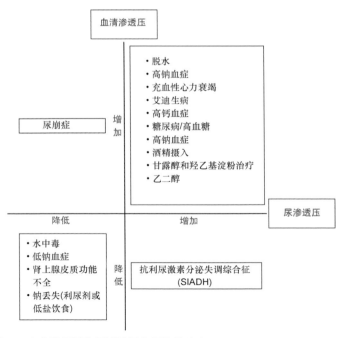

图 40　血浆渗透压和尿渗透压之间的关系（From Vincent JL et al：Textbook of critical care，ed 7，Philadelphia，2017，Elsevier.）

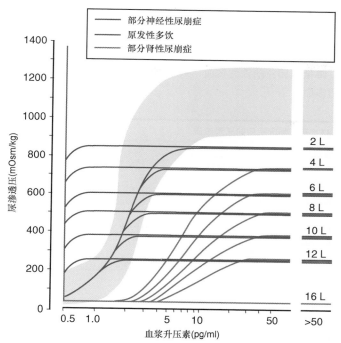

图 41 （扫二维码看彩图）不同原因和严重程度的多尿患者的尿渗透压（Uosm）和血浆升压素（AVP/ADH）之间的关系。三种类型多尿各由不同高度的 S 型曲线来表示。高度的差异反映了髓质浓度梯度的"冲刷"导致的最大浓缩能力的差异，它们与多尿的严重程度成正比［由每个平台的右端（单位：L/d）表现］。正常反应用黄色表示。三种类型的多尿主要在剂量-反应曲线的上升部分不同。在部分神经源性尿崩症（DI）患者中，曲线位于正常值的左侧，反映出极低浓度血浆抗利尿激素（ADH）对抗利尿作用的敏感性增加。而在部分肾性尿崩症患者中，曲线位于正常的右侧，反映出对抗利尿激素的敏感性降低。原发性多饮中，Uosm 与 ADH 的关系相对正常［Redrawn from Bichet DG：Diabetes insipidus and vasopressin. In Moore WT，Eastman RC（eds）：Diagnostic endocrinology，ed 2，St Louis，1996，Mosby，p 158，with permission.）（McPherson RA，Pincus MR：Henry's clinical diagnosis and management by laboratory methods，ed 23，St Louis，2017，Elsevier.］

扫二维码看彩图

示。框 23 描述了常见临床情况下的尿渗透压变化。

Osmotic Fragility Test
渗透脆性试验

　　正常： 氯化钠浓度为 0.50%（5.0 g/L）时开始溶血，浓度为 0.30%

（3.0 g/L）时完全溶血。

升高原因：遗传性球形红细胞增多症，遗传性口形红细胞增多症，获得性免疫性溶血性贫血相关的球形红细胞增多症

降低原因：缺铁性贫血，地中海贫血，肝病，无脾相关的红细胞增多症

框 23　常见临床疾病的尿渗透压

尿渗透压升高

AKI 或评估有效循环血容量时

肾前性

血容量丢失（胃肠道损失、肾损失、皮肤损失、第三间隔）

心力衰竭

肝硬化

低蛋白血症

低钠血症

抗利尿激素分泌失调综合征

高钠血症

胃肠道损失（呕吐、腹泻、鼻胃管、瘘管）

皮肤丢失（发热、运动、换气）

钠过量（输入过多的生理盐水或碳酸氢钠）

盐皮质激素过剩

癫痫发作（↑细胞内渗透→水转移→血清钠短暂升高）

尿渗透压降低

AKI 或评估有效循环血容量时

等容量或高容量低钠血症

确诊的 AKI

慢性肾病

低钠血症

低钠血症纠正过程中

原发性多饮

极低的溶质摄入量（茶、吐司饮食或饮酒后震颤性谵妄）

高钠血症

渗透性利尿（葡萄糖、甘露醇、尿素）

袢利尿剂

肾性 DI

中枢性 DI

ADH，抗利尿激素；AKI，急性肾损伤；DI，尿崩症。

From Ronco C：Critical care nephrology, ed 3, Philadelphia, 2019, Elsevier.

实验室检查 P
P section

阙一帆　译　龚美亮　审校

Paracentesis Fluid
穿刺液

检查和结果评价（解读）：

对液体进行如下处理：

试管 1：乳酸脱氢酶（LDH）、葡萄糖、白蛋白

试管 2：蛋白质、比重

试管 3：细胞计数和分类

试管 4：保存以备后续使用

抽取血清 LDH、蛋白、白蛋白。

只有在有明确指征时才行革兰氏染色、抗酸杆菌染色、细菌和真菌培养、淀粉酶和甘油三酯检测；床边腹水接种血培养瓶可提高细菌培养检出阳性率。

如果怀疑是恶性腹水，需考虑行穿刺液癌胚抗原检测和细胞学检查。

在疑似自发性细菌性腹膜炎（SBP）的患者中，将 10 ～ 20 ml 腹水注入血培养瓶可增加培养阳性率。腹水根据其特点可细分为渗出性或漏出性。

血清-腹水白蛋白梯度［血清白蛋白水平-腹水白蛋白水平（SAAG）］与门静脉压力直接相关，也可用于腹水分类。≥ 1.1 g/dl 的患者有门静脉高压，而 ≤ 1.1 g/dl 的患者无静门脉高压，该方法的准确率 > 95%。

腹水中多形核白细胞计数 > 500/μl 提示为 SBP。

血液-腹水白蛋白梯度。框 24 总结了腹水的原因。框 25 总结了腹腔灌洗液评估的现行标准。框 26 总结了腹水的推荐检查。

Parathyroid Hormone（PTH）
甲状旁腺激素（PTH）

正常：

血清全段甲状旁腺激素：10 ～ 65 pg/ml

血浆：9.43 ～ 47.15 pg/ml

升高原因： 甲状旁腺功能亢进症（原发性或继发性），假性甲状

框 24　腹水的原因

漏出液：静水压升高或血浆胶体渗透压降低
充血性心力衰竭
肝硬化
低蛋白血症（如肾病综合征）

渗出液：毛细血管通透性增加或淋巴吸收减少
感染
　　原发性细菌性腹膜炎
　　继发性细菌性腹膜炎（如阑尾炎、肠破裂）
　　结核
肿瘤
　　肝癌
　　淋巴瘤
　　间皮瘤
　　转移癌
　　卵巢癌
　　前列腺癌
外伤
胰腺炎
胆汁性腹膜炎（如胆囊破裂）

乳糜渗出
胸导管受损或阻塞［如外伤、淋巴瘤、癌症、结核和其他肉芽肿（如结节病、组织胞浆菌病）、寄生虫感染］

From McPherson RA，Pincus MR：Henry's clinical diagnosis and management by laboratory methods，ed 23，St Louis，2017，Elsevier.

框 25　腹腔灌洗液评估的现行标准

阳性结果
导管置入时抽出血液＞ 15 ml
灌洗液中含大量血液
钝挫伤后 RBC ＞ 100 000/µl
穿透伤后 RBC ＞ 50 000/µl
WBC ＞ 500/µl
淀粉酶＞ 110U/dl

可疑结果
导管置入时少量出血
钝挫伤后 RBC 50 000 ～ 100 000/µl
穿透创伤后 RBC 1000 ～ 50 000/µl
WBC 100 ～ 500/µl

阴性结果

钝挫伤后 RBC < 50 000/µl

穿透伤后 RBC < 1000/µl

WBC < 100/µl

Modified from Feied CF: Diagnostic peritoneal lavage, Postgrad Med 85: 40, 1989, with permission. In McPherson RA, Pincus MR: Henry's clinical diagnosis and management by laboratory methods, ed 23, St Louis, 2017, Elsevier.

框 26　腹水的推荐检查

对大多数患者有用

外观检查

细胞学检查

微生物染色和培养

血清腹水白蛋白浓度梯度

对特定疾病有意义

白细胞总数和细胞分类计数

红细胞计数（灌洗）

胆红素

肌酐 / 尿素氮

酶（ADA、ALP、淀粉酶、LD、端粒酶）

乳酸

胆固醇（恶性腹水）

纤维连接蛋白

肿瘤标志物（CEA、PSA、CA19-9、CA15-3、CA-125）

免疫细胞学 / 流式细胞术

结核硬脂酸

ADA，腺苷脱氨酶；ALP，碱性磷酸酶；LD，乳酸脱氢酶。
Modified from Kjeldsberg CR, Knight JA: Body fluids: Laboratory examination of amniotic, cerebrospinal, seminal, serous and synovial fluids, ed 3, Chicago, 1993, American Society for Clinical Pathology, with permission. In McPherson RA, Pincus MR: Henry's clinical diagnosis and management by laboratory methods, ed 23, St Louis, 2017, Elsevier.

旁腺功能减退症，抗惊厥药，皮质类固醇激素，锂，异烟肼（INH），利福平，磷酸盐，佐林格-埃利森综合征（胃泌素瘤），遗传性维生素 D 缺乏症

　　降低原因：甲状旁腺功能减退症，结节病，西咪替丁，β 受体阻滞剂，甲状腺功能亢进，低镁血症

Parietal Cell Antibodies
抗胃壁细胞抗体

正常：阴性

阳性见于： 恶性贫血（＞ 90%），萎缩性胃炎（高达 50%），甲状腺炎（30%），艾迪生病，重症肌无力，干燥综合征，1 型糖尿病

Partial Thromboplastin Time（PTT），**Activated Partial Thromboplastin Time**（APTT）
部分促凝血酶原时间（PTT），活化部分凝血活酶时间（APTT）

凝血蛋白筛查试验说明见表 76。

正常范围： 25 ～ 41 s

升高原因： 肝素治疗，凝血因子缺乏（Ⅰ、Ⅱ、Ⅴ、Ⅷ、Ⅸ、Ⅹ、Ⅺ、Ⅻ），肝病，维生素 K 缺乏，弥散性血管内凝血，循环抗凝物，华法林治疗，特异性因子抑制［青霉素（PCN）反应、类风湿关节炎］，溶栓治疗，肾病综合征

注：用于评估内源性凝血系统。

Pepsinogen Ⅰ
胃蛋白酶原 Ⅰ

正常范围： 124 ～ 142 ng/ml

升高原因： 佐林格 - 埃利森综合征，十二指肠溃疡，急性胃炎

降低原因： 萎缩性胃炎，胃癌，黏液性水肿，恶性贫血，艾迪生病

表 76　凝血蛋白筛查试验

APTT 延长，PT 正常或延长，无出血	APTT、PT 正常，有出血
仅 APTT 延长	
凝血因子Ⅻ缺乏	凝血因子ⅩⅢ缺乏或抑制
前激肽释放酶缺乏	α2 纤溶酶抑制剂缺乏或缺陷
高分子量激肽原	纤溶酶原激活物抑制物缺乏或缺陷
狼疮抗凝物	α1- 抗胰蛋白酶缺陷
APTT 和 PT 延长	
纤维蛋白原血症伴纤维蛋白肽 B 释放	
狼疮抗凝物	

APTT，活化部分凝血活酶时间；PT，凝血酶原时间。

From Hoffman R et al: Hematology: Basic principles and practice, ed 5, Philadelphia, 2009, Churchill Livingstone.

pH，Blood
pH，血液

正常值：

动脉：7.35 ～ 7.45

静脉：7.32 ～ 7.42

出现异常值时以动脉血气为准。

pH，Urine
pH，尿液

见 "Urine pH 尿 pH"

Phenobarbital
苯巴比妥

正常治疗范围：用于控制癫痫 15 ～ 30 μg/ml

Phenytoin（Dilantin）
苯妥英（狄兰汀）

正常治疗范围：10 ～ 20 μg/ml

Phosphatase，Acid
磷酸酶，酸性

见 "Acide Phosphatase（serum）酸性磷酸酶（血清）"

Phosphatase，Alkaline
磷酸酶，碱性

见 "Alkaline Phosphatase（ALP）（serum）碱性磷酸酶（ALP）（血清）"

Phosphate（serum）
磷酸盐（血清）

正常范围：2.5 ～ 5 mg/dl ［0.8 ～ 1.6 mmol/L（CF：0.3229；SMI：0.05 mmol/L）］

降低原因：

肠外高营养

糖尿病酸中毒

酒精戒断

严重代谢性或呼吸性碱中毒

结合磷的抗酸剂

营养不良伴低磷饮食

肾小管重吸收磷酸盐障碍（范科尼综合征、先天性疾病、维生素 D 缺乏）

葡萄糖输注

鼻胃管吸出

营养吸收障碍

革兰氏阴性菌脓毒症

原发性甲状腺功能亢进

氯噻嗪利尿剂

急性重症哮喘的治疗

急性呼吸衰竭伴机械通气

升高原因：

肾衰竭

严重肌肉损伤

含磷抗酸剂

甲状旁腺功能减退

肿瘤溶解综合征

高磷血症的诊断流程见图 42。

低磷血症的诊断流程见图 43。

低磷血症的原因和治疗见表 77 和表 78。

Plasminogen
纤溶酶原

正常范围： 免疫分析（抗原法）：< 20 mg/dl

升高原因： 感染、创伤、肿瘤、心肌梗死（急性期反应物）、妊娠、胆红素血症

降低原因： 弥散性血管内凝血（DIC），严重肝病，链激酶或尿激酶溶栓治疗，阿替普酶

Platelet Aggregation
血小板聚集

正常： 对肾上腺素，凝血酶，瑞斯托霉素，二磷酸腺苷（ADP），诱导产生完全聚集（一般 > 60%）

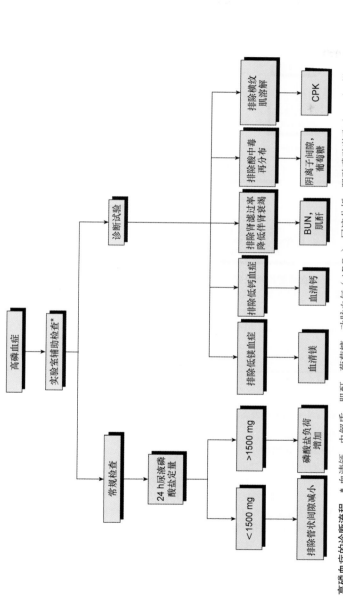

图 42 高磷血症的诊断流程。* 血清钙、电解质、肌酐、葡萄糖、动脉血气（ABGs）、尿液分析、肌酸磷酸激酶（CPK）、镁。BUN，血尿素氮。（From Ferri F：Ferri's best test：a practical guide to clinical laboratory medicine and diagnostic imaging，ed 4，Philadelphia，2017，WB Saunders.）

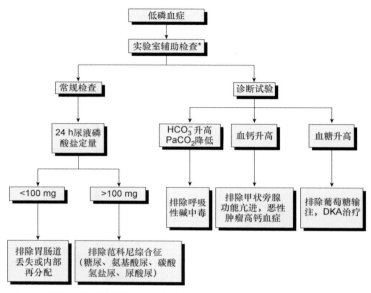

图 43 低磷血症的诊断流程。 * 血清肌酐、血尿素氮（BUN）、电解质、镁、钙、葡萄糖、尿常规、肌酸磷酸激酶（CPK）。DKA，糖尿病酮症酸中毒（From Ferri F：Ferri's best test：a practical guide to clinical laboratory medicine and diagnostic imaging，ed 4，Philadelphia，2017，WB Saunders.）

表 77 低磷血症的原因

磷酸盐摄入量减少

- 饥饿，磷酸盐摄入不足，慢性腹泻，慢性酒精中毒
- 含磷量不足的全肠外营养

磷酸盐流失增加

- 肾磷酸盐排出增加
  - 原发性甲状旁腺功能亢进
  - 继发性甲状旁腺功能亢进：维生素 D 缺乏或抵抗（包括 1α- 羟化酶缺乏症、VDR 突变、VDRR）；伊马替尼
  - FGF-23 或磷调节因子过量：家族性低磷酸血症佝偻病、低磷性佝偻病、肿瘤性骨软化、表皮痣、纤维骨营养不良综合征
  - 范科尼综合征、胱氨酸病、肝豆状核变性（威尔逊氏症）、登特病、眼脑肾综合征、多发性骨髓瘤、淀粉样变性、重金属中毒、高热复温、Na/P Ⅰ - Ⅱ a 和 Na/P Ⅰ - Ⅱ c 突变（HHRH）
  - PTHrP 依赖性恶性肿瘤高钙血症
  - 低镁血症

续表

- 肠道吸收减少
  - 维生素 D 缺乏或抵抗（VDDR Ⅰ 和 Ⅱ）
  - 吸收障碍
- 肠道丢失增加
  - 在消化性溃疡患者中应用磷酸结合型抗酸剂
- 其他途径的损失增加
  - 皮肤：严重烧伤
  - 呕吐

磷酸盐从细胞外到细胞和骨骼的转移
- 糖尿病酮症酸中毒
- 酒精中毒
- 急性呼吸性碱中毒、水杨酸中毒、革兰氏阴性菌脓毒症、中毒性休克综合征、急性痛风
- 饥饿引起的再喂养综合征、神经性厌食、肝衰竭：急性静脉注射葡萄糖、果糖、甘油
- 细胞快速增殖：促红细胞生成素强化治疗，GM-CSF 治疗，白血病危象
- 复温
- 中暑
- 甲状腺旁切除术后；骨饥饿综合征：成骨细胞转移，严重佩吉特病的抗吸收治疗
- 儿茶酚胺（沙丁胺醇、多巴胺、特布他林、肾上腺素）
- 甲状腺毒性周期性麻痹
- 低钙周期性麻痹

混杂原因
醛固酮增多症
  - 致癌性低磷血症
  - 肾移植后
  - 肝部分切除术后
  - 大剂量皮质类固醇、雌激素
  - 药物：异环磷酰胺、甲苯、降钙素、二磷酸盐、替诺福韦、百草枯、顺铂、乙酰唑胺和其他利尿剂
  - 去梗阻后利尿

FGF-23，成纤维细胞生长因子 23；GM-CSF，粒-巨噬细胞集落刺激因子；HHRH，遗传性低磷性佝偻病伴高钙尿症；Na/P Ⅰ～Ⅱ，Ⅱ型钠依赖磷酸共转运蛋白；PTHrP，甲状旁腺激素相关肽；VDDR，维生素 D 依赖型佝偻病；VDR，维生素 D 受体。

From Skorecki K et al: Brenner & Rector's the kidney, ed 10, Philadelphia, 2016, Elsevier.

表 78 低磷血症的治疗

治疗	剂量	实施
轻、中度低磷血症		
	低脂牛奶	磷酸盐 0.9 mg/ml
	缓冲磷酸钠（快速灌肠）	每日 1～3 g，分 4 次服用
	中性磷酸盐（每粒含 250 mg 磷）	每日 1～3 g，分 4 次服用
	骨化三醇	每日 30～70 ng/kg
无症状重度低磷血症		
要素磷酸盐	2.5 mg/kg	IV 6 h 以上
有症状重度低磷血症		
要素磷酸盐	5 mg/kg	IV 6 h 以上

From Skorecki et al：Brenner & Rector's the kidney，ed 10，Philadelphia，2016，Elsevier.

升高原因：肝素治疗，溶血，脂血症，尼古丁，遗传性和获得性血小板黏附、活化和聚集

降低原因：阿司匹林，一些青霉素类，氯喹，氯丙嗪，安妥明，卡托普利，格兰茨曼血小板功能不全，巨血小板综合征，威斯科特-奥尔德里奇综合征，环氧合酶缺乏症。在血管性血友病中，ADP、胶原和肾上腺素的聚集正常，而瑞斯托霉素可导致聚集异常。

Platelet Antibodies
血小板抗体

正常：阴性

阳性见于：特发性血小板减少性紫癜（ITP）（见于 90% 以上的慢性 ITP 患者）。非免疫性血小板减少症患者可出现假阳性结果。

Platelet Count
血小板计数

血小板增多的评估见图 44。血小板减少症的检查见框 27。鉴别诊断见表 79。抗体介导的血小板减少性疾病见表 80，这些疾病是由自身抗体、同种抗体或由两者共同引起的。新生儿血小板减少的鉴别诊断和妊娠期血小板减少的鉴别诊断见表 81 和表 82。血小板减少症患者的实验室检查见表 83。

正常范围：$130 \times 10^3 \sim 400 \times 10^3/mm^3$ [$130 \times 10^9 \sim 400 \times 10^9/L$（CF：1；SMI：$5 \times 10^9/L$）]

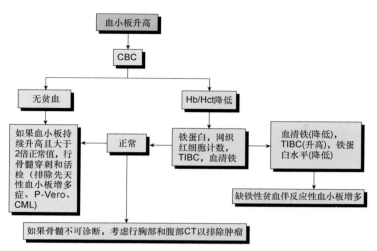

图 44　血小板增多诊断流程。CBC，全血细胞计数；CML，慢性粒细胞白血病；CT，计算机断层成像；Hb/Hct，血红蛋白 / 血细胞比容；P-Vera，真性红细胞增多症；TIBC，总铁结合力（From Ferri FF：Ferri's best test：a practical guide to clinical laboratory medicine and diagnostic imaging，ed 4，Philadelphia，2017，Elsevier Mosby.）

框 27　血小板减少症诊断试验

金标准试验
无

辅助检查
如有脾大，行腹部 CT

实验室检查
首选检查
骨髓检查

辅助检查
CBC，PT，PTT
LDH
HIV，ANA
抗血小板抗体
D- 二聚体
抗球蛋白试验（Coombs 试验）

ANA，抗核抗体；CBC，全血细胞计数；HIV，人类免疫缺陷病毒；LDH，乳酸脱氢酶；PT，凝血酶原时间；PTT，部分促凝血酶原时间。

From Ferri FF：Ferri's best test：A practical guide to clinical laboratory medicine and diagnostic imaging，ed 4，Philadelphia，2017，Elsevier Mosby.

表 79 疑似弥散性血管内凝血患者血小板减少症的鉴别诊断

鉴别诊断	其他支持诊断依据
DIC	APTT 和 PT 延长，FDP 升高，AT 或蛋白质 C 水平降低
不伴 DIC 的脓毒症	血培养阳性、符合脓毒症诊断标准、骨髓穿刺液可见噬血现象
大量失血	大出血，低血红蛋白，APTT 和 PT 延长
血栓性微血管病	血涂片中可见裂细胞、Coombs 阴性溶血、发热、神经症状、肾功能不全、凝血试验结果正常、ADAMTS13 水平下降
肝素诱导的血小板减少症	使用肝素，静脉或动脉血栓，HIT 试验阳性（通常为肝素血小板因子 4 抗体免疫测定），停用肝素后血小板计数增加；凝血试验通常正常
免疫性血小板减少症	抗血小板抗体，骨髓穿刺液中巨核细胞数量正常或增加，TPO 减少；凝血试验通常正常
药源性血小板减少症	骨髓穿刺液中巨核细胞数量减少或检测到药物诱导的抗血小板抗体，停药后血小板计数增加；凝血试验结果通常正常

ADAMTS13，具有血小板反应蛋白 1 型基序的去整合素和金属蛋白酶 -13；APTT，活化部分凝血活酶时间；AT，抗凝血酶；DIC，弥散性血管内凝血；FDP，纤维蛋白降解产物；HIT，肝素诱导的血小板减少症；PT，凝血酶原时间；TPO，血小板生成素。
From Hoffman R：Hematology，basic principles and practice，ed 6，Philadelphia，2013，WB Saunders.

表 80 抗体介导的血小板减少症，由自身抗体（免疫性血小板减少症）、同种异体抗体（新生儿同种免疫性血小板减少症）引起或两者共同引起（输血后紫癜）

	免疫性血小板减少症	新生儿同种免疫性血小板减少症	输血后紫癜
免疫反应	自体免疫	同种免疫	自体免疫和同种免疫
发病率	5/100 000	40/100 000（新生儿）	1/100 000（输血）
主要抗原目标	GP Ⅱ b/Ⅲ a	HPA-1a	HPA-1a 和自身抗原
抗体的本质	间歇性	持续性（超过 1 年）	常在高滴度下持续
致敏模式	自身抗体	同种抗体	同种抗体和自身抗体
致敏事件	大多未知；一些病毒性疾病，慢性感染	首次妊娠早期暴露于胎儿血小板抗原	输血（红细胞或血小板）5 ～ 10 天前

续表

	免疫性血小板减少症	新生儿同种免疫性血小板减少症	输血后紫癜
出血频率	少见	常见	很常见
流行病学	儿童和老年人发病率较高；青年女性居多	多数为携带 HPA-1a 抗原的胎儿或新生儿	几乎均为因先前输血或妊娠致敏的 HPA-1bb 妇女

GP，糖蛋白；HPA，人血小板抗原。

From Hoffman R：Hematology，basic principles and practice，ed 7，Philadelphia，2018，Elsevier.

表 81 新生儿血小板减少症的鉴别诊断

围产期低氧血症
胎盘功能不全
先天性感染
  脓毒症
  弓形虫病
  风疹
  巨细胞病毒
自身免疫
  母体免疫性血小板减少症
  母体系统性红斑狼疮
弥散性血管内凝血
母体药物暴露
先天性心脏病
遗传性血小板减少症
  MYH9 巨血小板减少症（包括 May-Hegglin 异常）
  血小板减少性桡骨缺失综合征
  无核细胞性血小板减少症
  威斯科特-奥尔德里奇综合征
  范科尼贫血
血管瘤伴血小板减少症
  卡萨巴赫-梅里特综合征
骨髓浸润
  先天性白血病

From Hoffman R：Hematology，basic principles and practice，ed 7，Philadelphia，2018，Elsevier.

表 82　妊娠期血小板减少症的鉴别诊断

妊娠偶发性血小板减少症（妊娠期血小板减少症）

先兆子痫或子痫 [a]

继发于下列疾病的 DIC：

    胎盘早剥

    子宫内膜炎

    羊水栓塞

    胎儿滞留

    先兆子痫或子痫 [a]

围产期或产后血栓性微血管病

    TTP

    HUS

DIC，弥散性血管内凝血；HUS，溶血性尿毒症综合征；TTP，血栓性血小板减少性紫癜。

[a] 先兆子痫或子痫通常与明显的弥散性血管内凝血无关。

From Hoffman R：Hematology，basic principles and practice，ed 7，Philadelphia，2018，Elsevier.

表 83　血小板减少症患者的实验室检查

检查	原理
一般检查	
CBC	单纯性血小板减少症通常是由血小板破坏引起的，当所有细胞谱系受累时表明产生不足或释放受限
血涂片检查	假性血小板减少症（血小板聚集） 毒性变化和粒细胞"左移"提示脓毒症 非典型淋巴细胞提示病毒感染 红细胞碎片提示 TTP 或 HUS 寄生虫（如疟疾） 白细胞内含物提示遗传性巨血小板减少症
血培养	细菌感染、真菌感染
ANA 检查	系统性红斑狼疮
直接抗球蛋白试验	排除伴有 ITP 的免疫性溶血（伊文思综合征）
凝血功能检查	
APTT，PT（INR），凝血酶时间，纤维蛋白原，D- 二聚体测定	DIC

续表

检查	原理
LA 试验（非特异性抑制剂）、抗心磷脂和抗 β2 糖蛋白 I 试验	aPL 抗体综合征
血清蛋白质电泳；IgG、IgM、IgA 水平	与淋巴增生性疾病相关的 ITP 病（单克隆）；慢性肝炎相关脾功能亢进（多克隆）
HIV 血清学检查	HIV 相关血小板减少症
骨髓穿刺，活检	评估巨核细胞的数量和形态；排除原发性骨髓疾病
特异性检查	
GP 特异性血小板抗体检测（如 MAIPA）	对原发性和继发性 ITP 特异性较高
血小板相关 IgG 的药物依赖性增加	D-ITP 的特异性检测
药物依赖性血小板活化试验（如血小板血清素释放试验）或 PF4-肝素（或 PF4-聚阴离子）ELISA 试验	HIT
放射性核素血小板寿命成像研究（如血小板存活研究）	明确血小板减少的机制；确定脾切除术后的副脾

ANA，抗核抗体；aPL，抗磷脂抗体；APTT，活化部分凝血活酶时间；BM，骨髓；CBC，全血细胞计数；DIC，弥散性血管内凝血；D-ITP，药物性免疫性血小板减少症；ELISA，酶联免疫吸附试验；GP，糖蛋白；HIT，肝素诱导的血小板减少症；HIV，人类免疫缺陷病毒；HUS，溶血性尿毒症综合征；Ig，免疫球蛋白；INR，国际标准化比；ITP，特发性血小板减少性紫癜；LA，狼疮抗凝物；MAIPA，血小板抗原单克隆抗体固定化；PF4，血小板因子 4；PT，凝血酶原时间；RBC，红细胞；TTP，血栓性血小板减少性紫癜。
From Hoffman R：Hematology：basic principles and practice，ed 7，Philadelphia，2018，Elsevier.

升高原因：

反应性血小板增多

感染或炎症状态：血管炎、过敏反应等
手术和组织损伤：心肌梗死、胰腺炎等
脾切除术后
恶性肿瘤：实体瘤、淋巴瘤
缺铁性贫血、溶血性贫血、急性失血
原因不明
化疗或免疫性血小板减少后的反跳效应
肾病：肾衰竭、肾病综合征

骨髓增生性疾病

慢性粒细胞白血病

原发性血小板增多症

真性红细胞增多症

特发性骨髓纤维化

降低原因：

破坏增加（表 84）

免疫性

药物：奎宁，奎尼丁，洋地黄，普鲁卡因胺，噻嗪类利尿

表 84　血小板破坏机制

血小板减少症的类型	具体示例
免疫介导	
自身抗体介导的网状内皮系统（RES）对血小板的破坏	原发性免疫性血小板减少性紫癜；与淋巴增生性疾病相关的继发免疫性血小板减少症；胶原血管疾病；传染病，如传染性单核细胞增多症；获得性免疫缺陷综合征
同种抗体介导的 RES 对血小板的破坏	新生儿同种免疫性血小板减少症；输血后紫癜；被动同种免疫性血小板减少症；同种免疫血小板输注无效
药物依赖、抗体介导的血小板破坏	药物诱导的免疫性血小板减少性紫癜（如奎宁）
药物依赖型 IgG Fc 片段与血小板 Fcγ Ⅱ a 受体结合而激活血小板	肝素诱导的血小板减少症
非免疫介导	
凝血酶或促炎细胞因子激活血小板	弥散性血管内凝血；脓毒症 / 全身炎症反应综合征
通过巨噬细胞破坏血小板（噬血细胞症）	感染；某些恶性淋巴增生性疾病
通过血小板与血管性血友病因子的相互作用破坏血小板	血栓性血小板减少性紫癜；溶血性尿毒症综合征；主动脉瓣狭窄
人造表面上的血小板损失	体外循环手术；血管内导管的使用
与心血管疾病相关的血小板存活率降低	先天性和获得性心脏病；心肌病；肺栓塞

McPherson RA，Pincus MR：Henry's clinical diagnosis and management by laboratory methods, ed 23，St Louis，2017，Elsevier.

Modified with permission from Warkentin TE，Kelton JG：Thrombocytopenia due to platelet destruction and hypersplenism. In Hoffman R et al（eds）：Hematology：Basic principles and practice. Philadelphia，2005，Elsevier Churchill Livingstone，pp 2305-2325.

剂，磺胺类，苯妥英，阿司匹林，青霉素，肝素，金，甲丙氨酯，磺胺类药物，苯丁酮，非甾体抗炎药，甲基多巴，西咪替丁，呋塞米，异烟肼，头孢菌素，氯磺丙脲，有机砷，氯喹

特发性血小板减少性紫癜

输血反应：无血小板抗原 HPA-1a（PL^{A1}）的受者输注带有 PL^{A1} 的血小板

胎儿/母体不相容

血管炎（如系统性红斑狼疮）

自身免疫性溶血性贫血

淋巴网状内皮细胞疾病（如慢性淋巴细胞白血病）

非免疫性

人工心脏瓣膜

血栓性血小板减少性紫癜

脓毒症

弥散性血管内凝血

溶血性尿毒症

巨大海绵状血管瘤

产生减少

骨髓异常

骨髓浸润（如白血病、淋巴瘤、纤维化）

骨髓抑制（如化疗、酒精、放疗）

遗传性疾病（见表 85）

威斯科特-奥尔德里奇综合征：以血小板减少、湿疹和反复感染为特征的 X 连锁疾病

May-Hegglin 异常：巨核细胞增多伴血小板无效生成

维生素缺乏（如维生素 B12、叶酸）

脾隔离征、脾功能亢进

继发于大量输血的稀释

Platelet Function Analysis 100 Assay（PFA）
血小板功能分析（PFA-100 法）

正常：这是一种双组分检测方法，通过两根毛细管抽吸血液，其中一根毛细管包被胶原和 ADP（COL/ADP），另一根包被胶原和肾上腺素（COL/EPI）。这项测试测量了血小板凝集并封闭经 COL/ADP 和 COL/EPI 处理的生物活性膜中孔的能力。在测试过程中，血

表 85　根据血小板大小对遗传性血小板减少症进行分类

小血小板（MPV < 7 fl）	正血小板（MPV 7 ~ 11 fl）	大血小板（MPV > 11 fl）
威斯科特-奥尔德里奇综合征	先天性无核细胞性血小板减少症	MYH9 相关疾病
家族性低磷酸血症佝偻病（X 连锁低磷酸血症）	血小板减少性桡骨缺失综合征	巨血小板综合征
	桡骨尺骨间骨性联接伴无巨核细胞性血小板减少	灰色血小板综合征
	RUNX1 突变（FPD/AML）	腭心面综合征
	ANKRD26 相关血小板减少症	GATA-1 突变
	CYCS 相关血小板减少症	2B 型血管性血友病
		血小板型血管性血友病
		巴黎-图卢兹（雅各布斯）综合征
		TUBB1 相关性血小板减少症伴谷甾醇血症

MPV，平均血小板体积。

In McPherson RA，Pincus MR：Henry's clinical diagnosis and management by laboratory methods，ed 23，St Louis，2017，Elsevier.

Modified with permission from Kumar R，Kahr WHA：Congenital thrombocytopenia：Clinical manifestations，laboratory abnormalities，and molecular defects of a heterogeneous group of conditions. In Rao AK（ed）：Hematology/oncology clinics of North America：disorders of the platelets，vol 27，Philadelphia，2013，Elsevier，pp 465-494.

小板黏附在试管表面，导致血流停止。血流停止后即可结束实验，同时报告血细胞比容和血小板计数。该试验要求血细胞比容必须 > 25%，血小板计数必须 > 50×10^9 L。

COL/ADP：70 ~ 120 s

COL/EPI：75 ~ 120 s

升高原因：获得性血小板功能障碍、血管性血友病、贫血、血小板减少、使用阿司匹林和非甾体抗炎药

Pleural Fluid
胸腔积液

检查和结果评估：

胸腔积液应鉴别是渗出液还是漏出液。

应首先行实验室检查以区分是渗出液还是漏出液。

管 1：蛋白质、LDH、白蛋白。

管 2、3、4：保存胸腔积液，以备后续使用。对于疑似脓胸的患者，pH 检测可能是有用的（一般 ≤ 7.0）。胸腔积液 pH 检测的正确流程，请参阅以下内容。

血清 / 胸腔液白蛋白梯度 ≤ 1.2 g/dl 提示渗出性积液，特别是在接受利尿剂治疗的充血性心力衰竭患者中。

需注意积液的性状：

肉眼可见血性积液可能是创伤性穿刺、肿瘤、梗死伴血栓形成导致的。

乳白色外观可能是以下情况：

乳糜性积液：由创伤或肿瘤侵入胸腔导管引起；积液的脂蛋白电泳显示乳糜粒和甘油三酯水平 > 115 mg/dl。

假性乳糜性积液：常见于慢性胸膜腔炎症（如结核、结缔组织病）。

如果为漏出液，考虑充血性心力衰竭、肝硬化、慢性肾衰竭和其他低蛋白血症，并进行相应的后续检查。

如果为渗出液，需对胸腔积液行以下检查：

对怀疑肿瘤的患者行细胞学检查。

对怀疑感染的患者，行革兰氏染色、培养（需氧和厌氧菌）和药敏试验。

对怀疑结核的患者，行抗酸杆菌染色和培养。

pH：pH < 7.0 提示肺炎旁积液或脓胸；待测胸腔积液必须厌氧抽取并冰冻保存；注射器应预先注入 0.2 ml 1：1000 肝素。

血糖：低血糖水平提示肺炎旁胸腔积液和类风湿关节炎。

淀粉酶：高淀粉酶水平提示胰腺炎或食管破裂。

复杂性胸腔积液通常是由恶性肿瘤（如淋巴瘤、恶性间皮瘤、卵巢癌）、肺结核、膈下突、石棉接触史和心脏损伤后综合征引起的。

不同胸腔积液的细胞学差异见框 28。渗出性和漏出性胸腔积液的鉴别见表 86。

Potassium（serum）
钾（血清）

正常范围：3.5 ~ 5 mEq/L [3.5 ~ 5 mmol/L（CF：1；SMI：0.1 mmol/L）]

框 28 胸腔积液的细胞学鉴别

中性粒细胞（＞50%）
细菌性肺炎（肺炎旁胸腔积液）
肺梗死
胰腺炎
膈下脓肿
早期肺结核
漏出液（＞10%）

淋巴细胞增多（＞50%）
结核
病毒感染
恶性肿瘤（淋巴瘤，其他肿瘤）
真性乳糜胸
类风湿胸膜炎
系统性红斑狼疮
尿毒症
漏出液（约30%）

嗜酸性粒细胞增多（＞10%）
气胸（气体在胸膜腔）
外伤
肺梗死
充血性心力衰竭
感染（尤其是寄生虫、真菌）
超敏反应综合征
药物反应
风湿病
霍奇金病
特发性

From McPherson RA，Pincus MR：Henry's clinical diagnosis and management by laboratory methods，ed 23，St Louis，2017，Elsevier.

表 86 渗出性和漏出性胸腔积液的鉴别

特点	漏出液	渗出液
外观	清亮	浑浊
白细胞计数	＜10 000/ml	＞50 000/ml
pH	＞7.2	＜7.2
蛋白质	＜3.0 g/dl	＞3.0 g/dl

续表

特点	漏出液	渗出液
胸腔积液蛋白与血清的比值	< 0.5	> 0.5
乳酸脱氢酶	< 200 IU/L	> 200 IU/L
胸腔积液乳酸脱氢酶与血清的比值	< 0.6	> 0.6
葡萄糖	≥ 60 mg/dl	< 60 mg/dl

From Bennett JE et al：Mandell，Douglas，and Bennett's principles and practice of infectious diseases，ed 8，Philadelphia，2015，WB Saunders.

高钾血症的原因

高钾血症的评估和治疗见图 45，高钾血症的心电图改变见图 46。

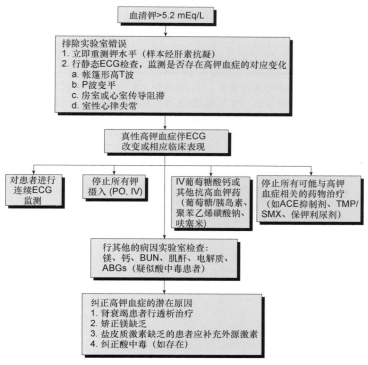

图 45　高钾血症的评估和治疗。 ABGs，动脉血气；ACE，血管紧张素转换酶；BUN，血尿素氮；ECG，心电图；IV，静脉注射；PO，口服；TMP/SMX，磺胺甲噁唑-甲氧苄啶（From Ferri F：Practical guide to the care of the medical patient，ed 9，St Louis，2014，Mosby. ）

207

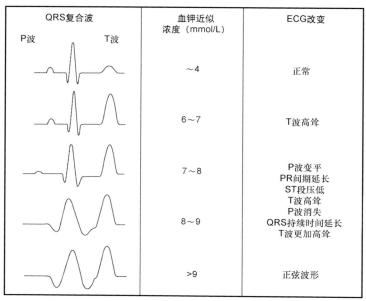

QRS复合波	血钾近似浓度（mmol/L）	ECG改变
P波 T波	～4	正常
	6～7	T波高耸
	7～8	P波变平 PR间期延长 ST段压低 T波高耸
	8～9	P波消失 QRS持续时间延长 T波更加高耸
	>9	正弦波形

图 46　高钾血症的心电图变化。进行性高钾血症导致心电图明显变化，包括 T 波高耸、P 波变平、PR 间期延长、ST 段压低、QRS 复合波延长，最终发展为正弦波形。室颤可在该进展过程中随时发生（From Feehally J et al：Comprehensive clinical nephrology，ed 3，St Louis，2007，Mosby.）

假性高钾血症
　　样本溶血
　　血小板增多症
　　白细胞增多症
　　实验室错误
钾的摄入和吸收增加
　　补钾（口服和静脉注射）
　　饮食：盐替代品摄入
　　输注储存血
　　含钾药物
肾排泄受损
　　急性肾衰竭
　　慢性肾衰竭
　　肾小管分泌钾缺陷
　　　同种异体肾移植

镇痛剂肾病

镰状细胞病

梗阻性泌尿系疾病

醛固酮减少症

原发性（艾迪生病）

继发性

低肾素血症醛固酮减少症［Ⅳ型肾小管性酸中毒（RTA）］

先天性肾上腺增生症

药物

非甾体抗炎药

ACE 抑制剂

肝素

环孢素

跨膜运输相关

酸中毒

高渗

胰岛素缺乏

药物

β 受体阻滞剂

洋地黄中毒

琥珀酰胆碱

运动

高钾性周期性麻痹

细胞损伤

横纹肌溶解

严重血管内溶血

急性肿瘤溶解综合征

烧伤和挤压伤

低钾血症的原因

低钾血症的临床诊断流程见图 47。

摄入量减少

饮食钾含量降低

钾吸收障碍

摄入黏土

应用降钾树脂

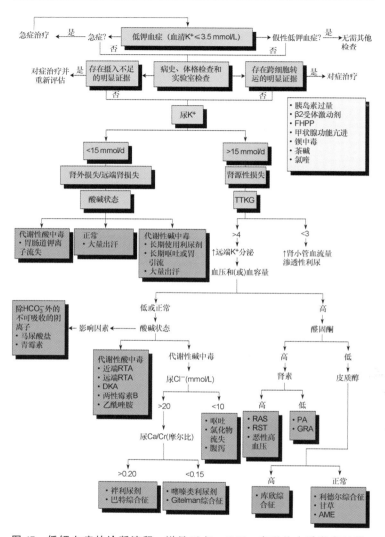

图 47 低钾血症的诊断流程。详见正文。AME，表观盐皮质激素过剩；CCD，皮质集合管；DKA，糖尿病酮症酸中毒；FHPP，家族性低血钾性周期性麻痹；GI，胃肠；GRA，家族性醛固酮增多症 I 型；PA，原发性醛固酮增多症；RAS，肾动脉狭窄；RST，肾素分泌瘤；RTA，肾小管酸中毒；TTKG，跨管钾梯度（From Skorecki K et al：Brenner & Rector's the kidney，ed 10，Philadelphia，2016，Elsevier.）

损失增加

  肾性

  醛固酮增多症

    原发性

      原发性醛固酮增多症（康恩综合征）

      肾上腺增生

    继发性

      充血性心力衰竭

      肝硬化

      肾病综合征

      脱水

    巴特综合征

  甘草酸（甘草、咀嚼烟草）

  肾上腺皮质类固醇激素增多

    库欣综合征

    激素治疗

    肾上腺激素综合征

  肾小管缺陷

    肾小管性酸中毒

    梗阻性尿路病

    盐耗性肾病

药物

  利尿剂

  氨基糖苷类抗生素

  甘露醇

  两性霉素

  顺铂

  羧苄西林

胃肠系统相关疾病或操作

  呕吐

  经鼻洗胃

  腹泻

  吸收障碍

  回肠造口术

  绒毛状腺瘤

泻药滥用
皮肤丢失增加
　过度出汗
　烧伤
跨膜转运相关
　碱中毒
　　呕吐
　　利尿剂
　　过度换气
　　碳酸氢盐疗法
胰岛素
　外源性
　内源葡萄糖反应
β2 受体激动剂（沙丁胺醇、特布他林、肾上腺素）
低钾性周期性麻痹
　家族性
　甲状腺毒性
混杂因素
　合成代谢状态
　静脉高营养治疗
　巨幼细胞性贫血治疗
　急性高原反应

Potassium，Urine
钾，尿液

见 "Urine Potassium 尿钾"

Procainamide
普鲁卡因胺

正常治疗剂量范围：4 ～ 10 μg/ml

Progesterone（serum）
黄体酮（血清）

正常：
女性：卵泡期：15 ～ 70 ng/dl
黄体期：200 ～ 2500 ng/dl

男性：15 ～ 70 ng/dl

升高原因： 先天性肾上腺增生，克罗米芬，皮质酮，11- 脱氧皮质醇，二氢孕酮，葡萄胎妊娠，类脂卵巢肿瘤

降低原因： 原发性或继发性性腺功能减退，口服避孕药，氨苄西林，先兆流产

Prolactin
催乳素

高催乳素血症的评估见图 48。

正常范围： < 20 ng/ml [< 20 µg/L（CF：1；SMI：1 µg/L）]

升高原因： 催乳素瘤（催乳素 > 200 µg/L 时高度提示），药物[吩噻嗪、西咪替丁、三环类抗抑郁药、甲氧氯普胺、雌激素、抗高血压药（甲基多巴）、维拉帕米、氟哌啶醇]，产后，应激，低血糖，甲状腺功能减退，慢性肝病，终末期肾病，脑放疗，多囊卵巢综合征，癫痫发作，运动，性交，哺乳。轻度高催乳素血症（< 100 µg/L）也可由较大的蝶鞍区肿块引起，包括无功能垂体腺瘤。

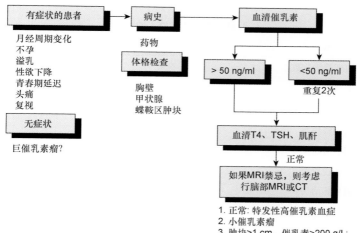

图 48　高催乳素血症的诊断流程。CT，计算机断层成像；MRI，磁共振成像；T4，甲状腺素；TSH，促甲状腺激素（From Copeland LJ：Textbook of gynecology，ed 2，Philadelphia，2000，WB Saunders.）

Prostate-Specific Antigen（PSA）
前列腺特异性抗原（PSA）

正常范围：0 ～ 4 ng/ml

表 87 描述了 PSA 的特定年龄对应的参考范围。

升高原因：良性前列腺肥大、前列腺癌、前列腺炎、直肠后检查、前列腺外伤。

影响血清 PSA 的因素如表 88 所示。

表 87　特定年龄对应的 PSA 参考范围

年龄（岁）	血清前列腺特异性抗原（ng/ml）		
	白人	日本人	非裔美国人
40 ～ 49	0 ～ 2.5	0 ～ 2.0	0 ～ 2.0
50 ～ 59	0 ～ 3.5	0 ～ 3.0	0 ～ 4.0
60 ～ 69	0 ～ 4.5	0 ～ 4.0	0 ～ 4.5
70 ～ 79	0 ～ 6.5	0 ～ 5.0	0 ～ 5.5

From Nseyo UO（ed）：Urology for primary care physicians，Philadelphia，1999，WB Saunders.

表 88　影响血清 PSA 的因素

影响血清 PSA 的因素	效果持续时间
前列腺细胞数量	NA
前列腺大小	NA
近期射精	6 ～ 48 h
前列腺检查	
用力按摩	1 周
膀胱镜检查	1 周
前列腺活检	4 ～ 6 周
前列腺炎	
急性	3 ～ 6 个月
慢性	未知
前列腺癌	NA
药物：非那雄胺 *	3 ～ 6 个月

NA，不适用

* 在患者服药期间降低 PSA。

From Nseyo UO（ed）：Urology for primary care physicians，Philadelphia，1999，Saunders.

注：测定游离 PSA 有助于评估直肠指检正常且总 PSA 在 4 ～ 10 ng/ml 的患者患前列腺癌的可能性。在这些患者中，患前列腺癌的总体风险为 25%；如果游离 PSA ＞ 25%，患前列腺癌的风险降低到 8%，而如果游离 PSA ＜ 10%，患前列腺癌的风险增加到 56%。游离 PSA 也可用于评估前列腺癌的侵袭性。较低的游离 PSA 百分比通常表示高级别癌症，而较高的游离 PSA 百分比通常与生长较慢的肿瘤相关。

降低原因： 5α- 还原酶抑制剂（非那雄胺，度他雄胺），锯棕榈，抗雄激素

Prostatic Acid Phosphatase
前列腺酸性磷酸酶

正常： 0 ～ 0.8U/L

升高原因： 前列腺癌（尤其是转移性前列腺癌）、前列腺增生、前列腺炎、前列腺手术或术后、溶血、雄激素、氯贝丁酯

降低原因： 酮康唑

Protein（serum）
蛋白（血清）

正常范围： 6 ～ 8 g/dl［60 ～ 80 g/L（CF：10；SMI：1 g/L）］

升高原因： 脱水、多发性骨髓瘤、瓦尔登斯特伦巨球蛋白血症、结节病、胶原血管疾病

降低原因： 营养不良、低蛋白饮食、过度水合、吸收不良、妊娠、严重烧伤、肿瘤、慢性病、肝硬化、肾病

Protein C Assay
蛋白质 C 测定

见表 89 和图 49。

表 89 杂合子蛋白质 C 缺乏的检测

类型	活性		
	抗原性	酰胺水解活性	凝集活性
I	低	低	低
II	正常	低	低
	正常	正常	低

From Hoffman R et al：Hematology：Basic principles and practice，ed 5，Philadelphia，2009，Churchill Livingstone.

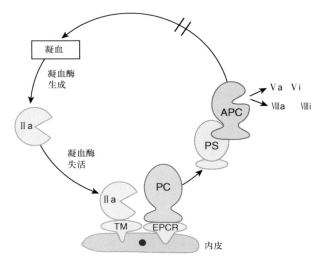

图 49　蛋白质 C 途径。凝血激活触发凝血酶（Ⅱa）生成。过量的凝血酶与内皮细胞表面的凝血调节蛋白（TM）结合。结合使凝血酶的底物特异性改变，使其不再作为促凝血剂，而是成为蛋白质 C（PC）的有效激活剂。内皮细胞蛋白质 C 受体（EPCR）结合蛋白质 C，并将其呈递给与凝血调节蛋白结合的凝血酶进行激活。活化蛋白质 C（APC）与其辅因子蛋白质 S（PS）结合到活化血小板表面，蛋白水解因子Ⅴa 和Ⅷa 为无活性片段（Ⅴi 和Ⅷi）。这些活化辅因子的降解可抑制凝血酶的生成（双杠）（From Zipes DP：Braunwald's heart disease，a textbook of cardiovascular medicine，ed 11，Philadelphia，2019，Elsevier.）

正常：70%～140%

升高原因：口服避孕药，司坦唑醇

降低原因：先天性蛋白质 C 缺乏，华法林治疗，维生素 K 缺乏，肾功能不全，消耗性凝血病

Protein Electrophoresis（serum）
蛋白电泳（血清）

正常范围：

白蛋白：60%～75%［0.6～0.75（CF：0.01；SMI：0.01）］

α1：1.7%～5%（0.02～0.05）

α2：6.7%～12.5%（0.07～0.13）

β：8.3%～16.3%（0.08～0.16）

γ：10.7%～20%（0.11～0.2）

白蛋白：3.6 ～ 5.2 g/dl［36 ～ 52 g/L（CF：0.01；SMI：1 g/L）］

α1：0.1 ～ 0.4 g/dl（1 ～ 4 g/L）

α2：0.4 ～ 1 g/dl（4 ～ 10 g/L）

β：0.5 ～ 1.2 g/dl（5 ～ 12 g/L）

γ：0.6 ～ 1.6 g/dl（6 ～ 16 g/L）

升高原因：

白蛋白：脱水

α1：肿瘤疾病、炎症

α2：肿瘤、炎症、感染、肾病综合征

β：甲状腺功能减退、胆汁性肝硬化、糖尿病

γ：见"免疫球蛋白"

降低原因：

白蛋白：营养不良、慢性肝病、吸收不良、肾病综合征、烧伤、系统性红斑狼疮

α1：肺气肿（α1- 抗胰蛋白酶缺乏），肾病

α2：溶血性贫血（结合珠蛋白降低），严重肝细胞损害

β：低胆固醇血症，肾病

γ：见"免疫球蛋白"

血清蛋白电泳图谱见图 50。

Protein S Assay
蛋白质 S 测定

见表 90。

正常：65% ～ 140%

升高原因：狼疮抗凝物

降低原因：遗传性缺陷，急性血栓形成，DIC，手术，口服避孕药，妊娠，激素替代治疗，l- 天冬酰胺酶治疗

Prothrombin Time（PT）
凝血酶原时间（PT）

见表 91。

正常范围：10 ～ 12 s

升高原因：肝病、口服抗凝剂（华法林）、肝素、凝血因子缺乏（Ⅰ、Ⅱ、Ⅴ、Ⅶ、Ⅹ）、弥散性血管内凝血、维生素 K 缺乏、无纤维蛋白原血症、纤维蛋白原血症、药物（水杨酸盐、水合氯醛、二

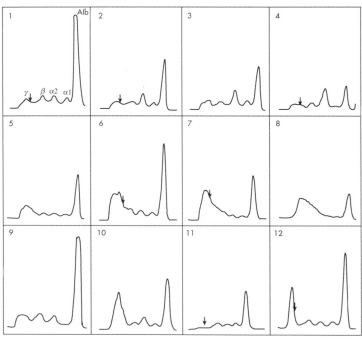

图 50 典型的血清蛋白电泳图谱。1. 正常（ γ 区附近的箭头表示血清应用点）。
2. 急性反应。**3.** 急性反应或肾病综合征。**4.** 肾病综合征。**5.** 慢性炎症、肝硬化、
肉芽肿性疾病、类风湿-胶原组。**6.** 和 5 一样，但是 γ 升高更显著，还有部分
（但不完全）β-γ 融合。**7.** 提示肝硬化，但也可在肉芽肿性疾病或类风湿-胶原
组中发现。**8.** 肝硬化的特征模式。**9.** α1-抗胰蛋白酶缺乏伴轻度 γ 升高，提示
并发慢性疾病。**10.** 与 5 相同，但 γ 显著升高。γ 峰的表型类似于骨髓瘤，但
底面更宽。有叠加的急性反应变化。**11.** 低丙种球蛋白血症或轻链骨髓瘤。**12.** 骨
髓瘤、瓦尔登斯特伦巨球蛋白血症、特发性或继发性单克隆丙种球蛋白病［From
Ravel R（ed）：Clinical laboratory medicine，ed 6，St Louis，1995，Mosby.］

表 90   杂合子蛋白质 S 缺失的检测方法

类型	活性		
	蛋白质 S 总抗原	蛋白质 S 游离抗原	蛋白质 S 活性
Ⅰ（典型）	低	低	低
Ⅱ	正常	正常	低
Ⅲ	正常	低	低

From Hoffman R et al：Hematology：Basic principles and practice，ed 5，Philadelphia，
2009，Churchill Livingstone.

表 91　凝血酶原时间 / 国际标准化比（PT/INR）和（或）活化部分凝血活酶时间（APTT）增加的原因

PT/INR 增加——外源性途径的缺陷
　　Ⅶ因子缺乏或抑制
　　早期华法林（香豆素）治疗
　　早期肝病

APTT 增加——内在途径的缺陷
　　Ⅻ、Ⅺ、Ⅸ或Ⅷ因子缺乏或抑制
　　肝素（通常也会影响血小板）
　　肝病（通常也会影响 PT）
　　狼疮抗凝物（可能影响血小板）

PT/INR 和 APTT 增加——共同通路的缺陷或外在和内在通路的组合缺陷
　　肝素（所有丝氨酸蛋白酶均受影响，尤其是Ⅱ和Ⅹ因子）
　　弥散性血管内凝血（所有因子均受影响，包括促凝剂和抗凝剂）
　　肝病（除Ⅷ因子其余均受影响）
　　华法林（影响Ⅱ、Ⅶ、Ⅸ和Ⅹ因子）
　　维生素 K 缺乏（影响Ⅱ、Ⅶ、Ⅸ和Ⅹ因子）
　　直接凝血酶抑制剂
　　狼疮抗凝物

Modified from：Rizoli S，Aird WC：Coagulopathy. In Vincent JL et al（eds）：Textbook of critical care，ed 6，Philadelphia，2011，Elsevier.

苯海因、雌激素、抗酸剂、苯丁酮、奎尼丁、抗生素、别嘌呤醇、合成类固醇）。异常凝血筛查试验的鉴别诊断见表 92。

　　降低原因：补充维生素 K、血栓性静脉炎、药物（谷氨酰亚胺、雌激素、灰黄霉素、苯海拉明）

表 92　异常凝血筛查试验的鉴别诊断

仅活化部分凝血活酶时间（APTT）异常
与出血相关：Ⅷ、Ⅸ和Ⅺ因子缺陷
与出血无关：Ⅻ因子，前激肽释放酶，高分子量激肽原，狼疮抗凝物
仅凝血酶原时间（PT）异常
Ⅶ因子缺陷
APTT 和 PT 均异常
医源状况：抗凝剂、弥散性血管内凝血、肝病、维生素 K 缺乏、大量输血
少数纤维蛋白原异常；Ⅹ、Ⅴ和Ⅱ因子缺陷

From McPherson RA，Pincus MR：Henry's clinical diagnosis and management by laboratory methods，ed 23，St Louis，2017，Elsevier.

Protoporphyrin（Free erythrocyte）
原卟啉（游离红细胞）

正常范围：16 ～ 36 μg/dl［0.28 ～ 0.64 μmol/L（CF：0.0177；SMI：0.02 μmol/L）］

升高原因：缺铁、铅中毒、铁粒幼细胞贫血、慢性病贫血、溶血性贫血、红细胞生成性原卟啉症

PSA
见"Prostate-Specific Antigen（PSA）前列腺特异性抗原（PSA）"

PT
见"Prothrombin Time（PT）凝血酶原时间（PT）"

PTH
见"Parathyroid Hormone（PTH）甲状旁腺激素（PTH）"

PTT
见"Partial Thromboplastin Time（PTT），Activated Partial Thromboplastin Time（APTT）部分促凝血酶原时间（PTT），活化部分凝血活酶时间（APTT）"

兰霞 译 王科宇 审校

Rapid Plasma Reagin（RPR）
快速血浆反应素（RPR）

描述：非密螺旋体试验传统上用作梅毒筛查试验。这是一种定量测试，可以监测抗体滴度以评估治疗效果。

正常：阴性

阳性见于：梅毒。妊娠、自身免疫性疾病、结核和其他炎症性疾病可能会导致假阳性结果。阳性结果应通过密螺旋体血清学试验进行确认［如 T- 梅毒螺旋体酶免疫分析（TP-EIA）］

RDW

见 "Red Blood Cell Distribution Width（RDW）红细胞分布宽度（RDW）"

Red Blood Cell（RBC）Count
红细胞（RBC）计数

正常范围：

男性：$(4.3 \sim 5.9) \times 10^6/mm^3$［$(4.3 \sim 5.9) \times 10^{12}/L$（CF：1；SMI：$0.1 \times 10^{12}/L$）］

女性：$(3.5 \sim 5) \times 10^6/mm^3$［$3.5 \sim 5) \times 10^{12}/L$（CF：1；SMI：$0.1 \times 10^{12}/L$）］

升高原因：真性红细胞增多症，吸烟，高海拔，心血管疾病，肾癌和其他产生促红细胞生成素的肿瘤，应激，血液浓缩 / 脱水

降低原因：贫血，溶血，慢性肾衰竭，出血，骨髓生成衰竭

Red Blood Cell Distribution Width（RDW）
红细胞分布宽度（RDW）

检测红细胞体积异质性（红细胞大小不均）

正常范围：$11.5 \sim 14.5$

RDW 正常、平均红细胞体积（MCV）升高：再生障碍性贫血，白血病前期

RDW 正常、MCV 正常：正常，慢性病贫血，急性失血或溶血，

221

慢性淋巴细胞白血病（CLL），慢性粒细胞白血病，非贫血性酶病或血红蛋白病

RDW 正常、MCV 降低：慢性病贫血，杂合性地中海贫血

RDW 升高、MCV 升高：维生素 B12 缺乏，叶酸缺乏，免疫性溶血性贫血，冷凝集素，CLL 伴高细胞计数，肝病

RDW 升高、MCV 正常：早期缺铁，早期维生素 B12 缺乏，早期叶酸缺乏，贫血性血红蛋白病

RDW 升高、MCV 降低：缺铁，红细胞破碎，血红蛋白 H 病，中间型地中海贫血

网织红细胞计数和 RBC 参数的联合诊断见表 93。

Red Blood Cell Folate
红细胞叶酸

见"Folate（folic acid）叶酸"

Red Blood Cell Mass（volume）
红细胞总量（体积）

正常范围：

男性：20 ～ 36 ml/kg（1.15 ～ 1.21 L/m^2）

女性：19 ～ 31 ml/kg（0.95 ～ 1.00 L/m^2）

升高原因：真性红细胞增多症，缺氧（吸烟、高原、心血管疾

表 93　网织红细胞计数和红细胞参数的联合诊断

MCV，RDW	网织红细胞计数＜ 100 000/μl	网织红细胞计数≥ 100 000/μl
降低，正常	慢性病贫血	
正常，正常	慢性病贫血	
升高，正常	化疗、抗病毒药物或酒精 再生障碍性贫血	慢性肝病
降低，升高	缺铁性贫血	镰状细胞 - β 地中海贫血
正常，升高	早期铁、叶酸、维生素 B12 缺乏 骨髓增生异常	镰状细胞贫血， 镰状细胞病
升高，升高	叶酸、维生素 B12 缺乏 骨髓增生异常	免疫性溶血性贫血 慢性肝病

MCV，平均红细胞体积；RDW，红细胞分布宽度。

From Hoffman R: Hematology, basic principles and practice, ed 7, Philadelphia, 2018, Elsevier.

病），具有高氧亲和力的血红蛋白病，产生促红细胞生成素的肿瘤（肾细胞癌）

降低原因：出血，慢性病，骨髓生成衰竭，贫血，溶血

Red Blood Cell Morphology
红细胞形态

表 94 描述了外周血涂片的特征。表 95 总结了红细胞膜疾病患者的外周血涂片评估。外周血涂片和红细胞特征在贫血评估中的作用见图 51。

表 94　外周血涂片特征

红细胞形态	定义	解释
多染色性	外周血涂片中大且蓝染的红细胞缺乏正常的中央淡染区；蓝染是残留的核糖核酸所致	从骨髓快速生产和释放 RBC；网织红细胞计数升高；最常见于任何溶血性贫血和红细胞周转增加的状态
嗜碱性点彩	部分红细胞内有许多蓝色小点；来源于幼稚循环红细胞中聚集的多聚核糖体染色	见于多种红细胞生成障碍，包括获得性（如骨髓增生异常）和先天性溶血性贫血，偶尔也见于铅中毒
帕彭海姆小体	在外周血涂片上部分红细胞中可见一些浅灰色不规则形状的包涵体；由核糖体、铁蛋白和线粒体的聚集物组成	先天性贫血（如血红蛋白病）中的红细胞生成功能障碍，特别是脾功能减退或获得性贫血（如巨幼细胞贫血）
海因（Heinz）小体	外周血涂片经甲基结晶紫染色后可见一些浅灰色圆形包涵体，通常在咬痕细胞周围；代表变性血红蛋白的聚集物	表明红细胞氧化损伤，如 G6PD 缺乏症和其他红细胞酶病变或不稳定血红蛋白病
Howell-Jolly 小体	在常规外周血涂片中，红细胞中通常可见一个或最多几个紫色包涵体；代表含有染色质的细胞核的残留片段	与脾功能低下、脾萎缩、脾血栓形成或脾切除后的有关
裂红细胞	红细胞分裂成各种形状和大小，包括头盔状的细胞；表明血液循环中红细胞被剪切	与微血管病性溶血性贫血有关，包括 DIC、TTP、HUS 或 aHUS，以及其他导致溶血的机械性原因，如人工心脏瓣膜或严重的心脏瓣膜狭窄

红细胞形态	定义	解释
球形红细胞	红细胞失去中央淡染区，并呈球形；表明由于内部或外部原因导致细胞骨架完整性丧失	与遗传性球形红细胞增多症、自身免疫性溶血性贫血相关；在微血管病性溶血性贫血中，除了裂红细胞外，还可能观察到球形红细胞
泪滴细胞	外周血涂片上可见梨形红细胞；表明红细胞从骨髓释放或通过脾时受到的机械应力的影响	可在多种情况下与异形红细胞一起出现，包括严重缺铁性贫血、先天性贫血如地中海贫血、血红蛋白病和获得性疾病如巨幼细胞贫血。作为分离的异形红细胞，泪滴细胞可能是骨髓增生异常（骨髓置换或浸润）的初始改变，如骨髓增生异常综合征或骨髓纤维化
锯齿形细胞（棘突细胞）	红细胞的周围表面平滑伏；发病机制未知	在正确制作的外周血涂片中出现提示尿毒症
刺细胞（棘红细胞）	周围表面有刺点的红细胞；反映红细胞膜脂质成分异常	大量存在时最常指示晚期肝病的溶血性贫血；也见于无 β 脂蛋白血症和缺乏 Kell 血型抗原的 RBC 中

aHUS，非典型溶血性尿毒症综合征；DIC，弥散性血管内凝血；G6PD，葡萄糖 -6- 磷酸脱氢酶；HUS，溶血性尿毒症综合征；RBC，红细胞；TTP，血栓性血小板减少性紫癜。
From Hoffman R：Hematology，basic principles and practice，ed 7，Philadelphia，2018，Elsevier.

表 95　红细胞膜疾病患者的外周血涂片评估

形态	病理生物学	诊断
小球形红细胞	由于血影蛋白、锚蛋白或带 3 蛋白和蛋白质 4.2 的缺乏，引起膜脂质的丢失导致表面积减少；巨噬细胞从抗体包被的红细胞中清除膜物质；脾清除与膜相关的 Heinz 小体及邻近的膜脂质	HS；免疫性溶血性贫血；Heinz 小体溶血性贫血
椭圆形红细胞	由于骨骼蛋白相互作用减弱（如血影蛋白二聚体-二聚体连接）而导致的永久性红细胞变形。这有助于在剪切应	轻度普通 HE；铁缺乏症，巨幼细胞贫血，骨髓纤维化，骨髓病性贫血，骨髓增生异常综合征，地中海贫血

形态	病理生物学	诊断
	力引起的椭圆变形过程中破坏现有的蛋白质连接。随后，形成稳定椭圆形状的新蛋白质连接；未知	
异形红细胞/红细胞碎片	骨骼蛋白突变导致骨骼蛋白连接减弱；未知	溶血性 HE/HPP；铁缺乏症，巨幼细胞贫血，骨髓纤维化，骨髓性贫血，骨髓增生异常综合征，地中海贫血
裂红细胞，破碎的红细胞	红细胞因机械损伤（纤维蛋白链，湍流）"撕裂"	与弥散性血管内凝血相关的微血管病性溶血性贫血、血栓性血小板减少性紫癜、血管炎、人工心脏瓣膜
棘红细胞	胆固醇的吸收及其在脂双层的质外层中的优先积累；鞘磷脂在质外层中的选择性积累；未知	重症肝病中的棘红细胞溶血性贫血；β-脂蛋白缺乏症；舞蹈病-棘红细胞增多症，营养不良，甲状腺功能减退症；麦克劳德表型
棘突细胞	双分子层的外层相对于内层膜面积增加；未知	营养不良的患者与低镁低磷血症相关的溶血性贫血，丙酮酸激酶缺乏症；低血容量（ATP 耗竭）的体外人工制品，接触玻璃或长跑运动员体内 pH 升高的溶血，肾衰竭
口形红细胞	双分子层的内层相对于外层膜面积增加；未知	红细胞在体外暴露于阳离子麻醉剂；在体内药物浓度可能不足以产生类似的效果；酒精中毒，遗传性膜通透性障碍（遗传性口形细胞增多）
靶形红细胞	膜脂质绝对过量（胆固醇和磷脂："对称性"脂质增加），随后细胞表面积增加；由于细胞体积减少而导致的表面积相对增加	梗阻性黄疸，肝病伴肝内胆汁淤积；地中海贫血和一些血红蛋白病（C、D、E）

ATP，三磷酸腺苷；HE，遗传性椭圆形红细胞增多症；HPP，遗传性嗜派洛宁异形红细胞症；HS，遗传性球形红细胞增多症。

From Hoffman R et al：Hematology，basic principles and practice，ed 7，Philadelphia，2018，WB Saunders.

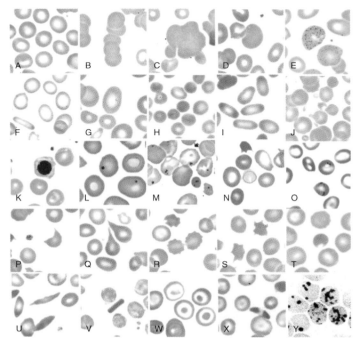

图 51 （扫二维码看彩图）外周血和红细胞特征在贫血诊断中的价值。**A.** 正常红细胞（RBC）。注意中央淡染区是整个细胞直径的 1/3。**B.** 红细胞叠连的形成表明血浆蛋白增加。**C.** 凝集反应表明抗体介导的过程，例如冷凝集素疾病。**D.** 多染色性红细胞。细胞呈灰蓝色归因于 RNA，细胞相当于网织红细胞，必须用网织红细胞染色进行鉴定。**E.** 嗜碱性点彩颗粒。这也可归因于红细胞左移或铅中毒引起的 RNA 增加。**F.** 典型缺铁性贫血的红细胞呈小细胞低色素改变。注意增宽的中央淡染区和左下角的"铅笔"细胞。**G.** 卵圆形大红细胞，可在巨幼细胞贫血或骨髓增生异常综合征中看到。**H.** 遗传性球形红细胞增多症的典型小球形红细胞。**I.** 来自遗传性椭圆形红细胞增多症患者的椭圆形红细胞（卵圆形红细胞）。**J.** 热损伤（烧伤患者）的 RBC 碎片。**K.** 有核 RBC。**L.** Howell-Jolly 小体提示脾功能障碍或缺乏。**M.** 来自铁粒幼细胞贫血患者的帕彭海姆小体。**N.** 卡波环，可在巨幼细胞贫血或 MDS 中看到。**O.** 疟原虫（恶性疟原虫）。**P.** 典型微血管病性溶血性贫血患者的裂红细胞。**Q.** 泪滴细胞提示骨髓纤维化和髓外造血。**R.** 棘突细胞（锯齿状红细胞），伴有圆钝边缘。**S.** 棘红细胞（刺细胞），伴有更多的不规则尖端。来自于一例神经棘红细胞增多症患者，在肝病和脂质异常的患者中也可以见到。**T.** 来自 G6PD 缺乏患者的"咬痕"细胞。**U.** 镰状细胞，来自于一例纯合性镰状细胞病患者。**V.** 血红蛋白 C 晶体。**W.** 靶形红细胞。**X.** 血红蛋白 C 疾病。值得注意的是，中心的 RBC 在每一极均有浓缩的血红蛋白。**Y.** 来自 G6PD 缺乏症患者的 Heinz 小体（体外染色）。值得注意的是，右边细胞沉淀的血红蛋白已经增加了（From Hoffman R：Hematology，basic principles and practice，ed 7，Philadelphia，2018，Elsevier.）

扫二维码看彩图

Renin（serum）
肾素（血清）

升高原因：药物（噻嗪类、雌激素、米诺地尔），慢性肾衰竭，巴特综合征，妊娠（正常），嗜铬细胞瘤，肾性高血压，血浆容量减少，继发性醛固酮增多症

降低原因：肾上腺皮质高血压，血浆容量增加，原发性醛固酮增多症，药物（普萘洛尔、利血平、可乐定）

表96描述了各种条件下典型的肾素-醛固酮模式。

Respiratory Syncytial Virus（RSV）Screen
呼吸道合胞病毒（RSV）筛查

试验说明：可用鼻咽拭子、灌洗液或抽吸物进行PCR检测

Reticulocyte Count
网织红细胞计数

见图52、图53和表97。

表96 各种条件下典型的肾素-醛固酮模式

	血浆肾素	醛固酮
原发性醛固酮增多症	低	高
"低肾素"原发性高血压	低	正常
库欣综合征	低	低～正常
甘草摄入综合征	低	低
高盐饮食	低	低
口服避孕药	高	正常
肝硬化	高	高
恶性高血压	高	高
单侧肾病	高	高
"高肾素"原发性高血压	高	高
妊娠	高	高
过度使用利尿剂	高	高
肾球旁细胞瘤（巴特综合征）	高	高
低盐饮食	高	高
艾迪生病	高	低
低钾血症	高	低

From Ravel R（ed）：Clinical laboratory medicine，ed 6，St Louis，1995，Mosby.

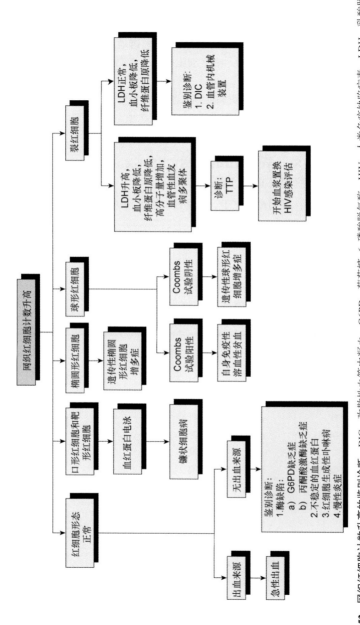

图 52 网织红细胞计数升高的鉴别诊断。DIC, 弥散性血管内凝血; G6PD, 葡萄糖 -6- 磷酸脱氢酶; HIV, 人类免疫缺陷病毒; LDH, 乳酸脱氢酶; TTP, 血栓性血小板减少性紫癜 [From Rakel RE (ed): Principles of family practice, ed 7, Philadelphia, 2007, WB Saunders.]

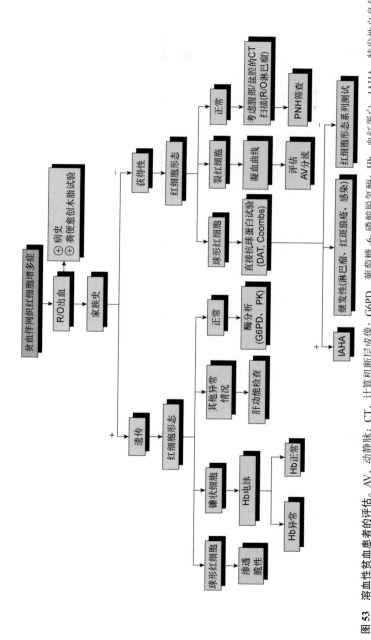

图 53 溶血性贫血患者的评估。 AV，动静脉；CT，计算机断层成像；G6PD，葡萄糖 6-磷酸脱氢酶；Hb，血红蛋白；IAHA，特发性自身免疫性溶血性贫血；LS，肝脾；PK，丙酮酸激酶；PNH，阵发性睡眠性血红蛋白尿；RBC，红细胞；R/O，排除

表 97　网织红细胞计数和红细胞参数的联合诊断

MCV，RDW	网织红细胞计数 < 75 000/μl	网织红细胞计数 > 100 000/μl
降低，正常	慢性病贫血	
正常，正常	慢性病贫血	
升高，正常	化疗、抗病毒药物或酒精 再生障碍性贫血	慢性肝病
降低，升高	缺铁性贫血	镰状细胞 - β 地中海贫血
正常，升高	早期铁、叶酸、维生素 B12 缺乏 骨髓增生异常	镰状细胞贫血， 镰状细胞病
升高，升高	叶酸、维生素 B12 缺乏 骨髓增生异常	免疫性溶血性贫血 慢性肝病

MCV，平均红细胞体积；RDW，红细胞分布宽度。
From Hoffman R et al：Hematology：Basic principles and practice，ed 5，Philadelphia，
2009，Churchill Livingstone.

正常范围：0.5% ～ 1.5%

升高原因：溶血性贫血（镰状细胞危象、重型地中海贫血、自身免疫性溶血），出血，贫血后治疗（叶酸、硫酸亚铁、维生素 B12），慢性肾衰竭

降低原因：再生障碍性贫血，骨髓抑制（脓毒症、化疗药物、放疗），肝硬化，输血，成熟障碍性贫血（缺铁性贫血、巨幼细胞贫血、铁粒幼细胞贫血、慢性贫血）

Rheumatoid Factor
类风湿因子

正常：阴性。效价 > 1：20

风湿性疾病

类风湿关节炎

干燥综合征

系统性红斑狼疮

多发性肌炎 / 皮肌炎

混合性结缔组织病

硬皮病

传染性疾病

亚急性细菌性心内膜炎

结核

传染性单核细胞增多症

肝炎

梅毒

麻风

流感

恶性肿瘤

淋巴瘤

多发性骨髓瘤

瓦尔登斯特伦巨球蛋白血症放疗后或化疗后

其他

正常成年人，尤其是老年人

结节病

慢性肺病（间质纤维化）

慢性肝病（慢性活动性肝炎、肝硬化）

混合型特发性冷球蛋白血症

高丙种球蛋白血症性紫癜

RNP

见 "Extractable Nuclear Antigen（ENA complex，anti-RNP antibody，anti-SM，anti-Smith）可提取核抗原（ENA 复合物，抗 RNP 抗体，抗 SM 抗体，抗 Smith 抗体）"

RPR

见 "Rapid Plasma Reagin（RPR）快速血浆反应素（RPR）"

Rotavirus Serology
轮状病毒血清学

试验说明：对粪便标本进行 PCR 检测

正常：阴性

实验室检查 S
S section

兰霞 译 王科宇 审校

SED Rate
SED 率

见 "Erythrocyte Sedimentation Rate（ESR，sed rate，sedimentation rate）红细胞沉降率（ESR、沉降率、沉积速率）"

Sedimentation Rate
沉降速度

见 "Erythrocyte Sedimentation Rate（ESR，sed rate，sedimentation rate）红细胞沉降率（ESR、沉降率、沉积速率）"

Semen Analysis
精液分析

表 98 描述了精液分析的参考范围。

SGOT

见 "Aspartate Aminotransferase（AST，SGOT）谷草转氨酶（AST，SGOT）"

SGPT

见 "Aspartate Aminotransferase（AST，SGOT）谷草转氨酶（AST，SGOT）"

表 98 精液分析的参考范围

颜色	灰白色
pH	7.3 ~ 7.8（文献参考范围，7.0 ~ 7.8）
体积	2.0 ~ 5.0 ml（文献参考范围，1.5 ~ 6.0 ml）
精子数	每毫升 2 亿 ~ 2.5 亿（文献参考范围的上限为每毫升 10 亿 ~ 25 亿）
活力	获得标本后 3 h 内活力 > 60%（文献参考范围，> 40% ~ > 70%）
正常精子占比	> 60%（文献参考范围，> 60% ~ > 70%）
黏度	无需使用移液管即可从吸管中倒出精液

From Ravel R（ed）：Clinical laboratory medicine，ed 6，St Louis，1995，Mosby.

Sickle Cell Test
镰状细胞试验

正常：阴性

阳性：镰状细胞贫血，镰状细胞遗传性性状，*Hb S* 基因合并其他疾病如 α 地中海贫血、β 地中海贫血。

Smooth Muscle Antibody
平滑肌抗体

正常：阴性

阳性见于：慢性急性肝炎，原发性硬化性胆管炎，原发性胆汁性肝硬化，自身免疫性肝炎，传染性单核细胞增多症

Sodium（serum）
钠（血清）

正常范围：135 ～ 147 mEq/L［135 ～ 147 mmol/L（CF：1；SMI：1 mmol/L）］。表 99 总结了细胞外和细胞内液体的电解质浓度。

低钠血症

见图 54。

肾功能正常时低钠血症和血、尿电解质紊乱的常见原因见表 100。表 101 描述了与低钠血症相关的药物。

钠和水的丢失（缺乏性低钠血症）

    胃肠道分泌物的丢失，补充液体但未补充电解质

    呕吐

    腹泻

    导管引流

皮肤丢失，补充液体但未补充电解质

    出汗过多

    严重烧伤

肾丢失

    利尿剂

    慢性肾功能不全（尿毒症）合并酸中毒

代谢损失

    饥饿与酸中毒

    糖尿病酸中毒

内分泌损失

表 99 细胞外和细胞内液体的电解质浓度

	血浆		组织间液		血清		细胞内液（肌肉）	
	（mmol/L）	（mmol/L）	（mmol/L）	（mmol/L）	（mmol/L）	（mmol/L）	（mmol/L）	（mmol/L）
Na^+	140	140	145.3	145.3	149.8	149.8	13	13
K^+	4.5	4.5	4.7	4.7	4.8	4.8	140	140
Ca^{2+}	5	2.5	2.8	1.4	5.3	5.3	10^{-7}	0.5×10^{-7}
Mg^{2+}	1.7	0.85	1	0.5	1.8	0.9	7	3.5
Cl^-	104	104	114.7	114.7	111.4	111.4	3	3
HCO_3^-	24	24	26.5	26.5	25.7	25.7	10	10
SO_4^{2-}	1	0.5	1.2	0.6	1.1	0.55	—	—
P	2.1	1.2^+	2.1^{++}	1.2^+	2.2	1.25^+	107	57^{+++}
蛋白质	15	1	8	0.5	16	1	40	2.5*
有机阴离子	5	5	5.6	5.6	5.3	5.3	—	—

† 计算基于以下假设：细胞外液的 pH 为 7.4，无机 $H_2PO_4^-$ 的 pK 为 6.8。

†† Donman 效应会增加组织间液中 P 的浓度，但蛋白结合力较低的磷酸盐则会降低组织间液中 P 浓度，这两种相反的作用使组织间液中磷浓度与血浆中磷浓度基本相等。

††† 计算细胞内磷酸盐的摩尔浓度基于浓度下假设：细胞内液有机磷酸盐的 pK 为 6.1，细胞内 pH 为 7.0。

* 计算基于以下假设：每 mmol 细胞内蛋白的平均含量为 15 mEq。

From McPherson RA, Pincus MR: Henry's clinical diagnosis and management by laboratory methods, ed 23, St Louis, 2017, Elsevier.

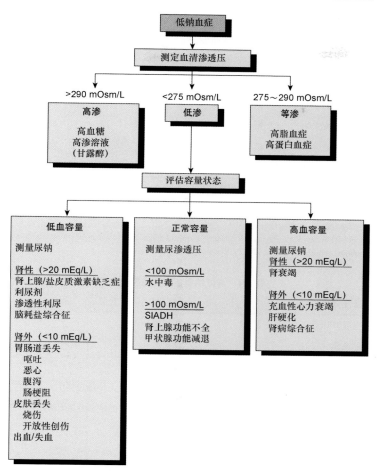

图54 低钠血症的诊断和治疗流程。SIADH，抗利尿激素分泌失调综合征（From Cameron JL，Cameron AM：Electrolyte disorders：current surgical therapy，ed 10，Philadelphia，2011，WB Saunders.）

　　艾迪生病
　　　突然停用长期类固醇治疗
　　浆膜腔积液引起的医源性丢失
　　　穿刺术或胸腔穿刺术
　水过多（稀释性低钠血症）
　　过量饮水
　　充血性心力衰竭

表 100　肾功能正常时低钠血症和血、尿电解质紊乱的常见原因 *

原因	血钠	尿钠（UNa）	尿渗透压	血钾	24 h UNa
1. 水过多	低	低	低	正常或低	低
2. 利尿剂	低	低	低	低	高
3. SIADH[†]	低	高	高	正常或低	高
4. 肾上腺衰竭	低	轻度升高	正常	高	高
5. 巴特综合征	低	低	低	低	高
6. 糖尿病高渗血症[‡]	低	正常	正常	高	正常

* 除 24 h UNa 外，所有 Na 和 K 值均为浓度，UNa 是 24 h 内从尿液中排泄出的 Na 总毫克当量。
[†] 抗利尿激素分泌失调综合征。
[‡] 在此情况下，血糖明显升高。
From McPherson RA，Pincus MR：Henry's clinical diagnosis and management by laboratory methods, ed 23, St Louis, 2017, Elsevier.

表 101　与低钠血症有关的药物 *

升压素类似物	增强肾对升压素反应的药物
去氨升压素（DDAVP）	氯磺丙脲
催产素	环磷酰胺
	非甾体抗炎药
	对乙酰氨基酚（扑热息痛）
增强升压素释放的药物	机制不明导致低钠血症的药物
氯磺丙脲	*氟哌啶醇*
氯贝丁酯	氟奋乃静
卡马西平-奥卡西平	阿米替林
长春新碱	甲硫哒嗪
尼古丁	氟西汀
麻醉剂	*甲基苯丙胺（MDMA 或摇头丸）*
抗精神病药/抗抑郁药	舍曲林
异环磷酰胺	

斜体字：常见原因。
* 不包括利尿剂。
From Johnson RJ，Feehally J：Comprehensive clinical nephrology, ed 2, St Louis, 2000, Mosby.

肝硬化

肾病综合征

低蛋白血症（严重）

急性肾衰竭伴少尿

抗利尿激素分泌失调综合征

细胞内丢失（渗透压重调综合征）

假性低钠血症（实际上是稀释作用）

显著性高甘油三酯血症

显著性高蛋白血症

严重高血糖

高钠血症

见图 55。

表 102 总结了肾功能正常时高钠血症和血、尿电解质紊乱的常见原因。

脱水是高钠血症最常见的临床表现。

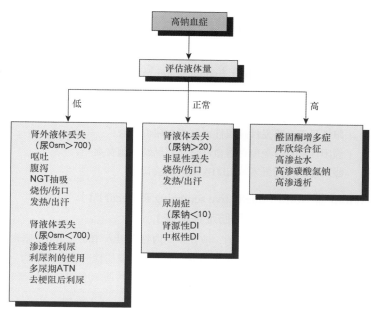

图 55　高钠血症评估流程。 ATN，急性肾小管坏死；DI，尿崩症；NGT，鼻胃管（From Cameron JL，Cameron AM：Electrolyte disorders：current surgical therapy，ed 10，Philadelphia，2011，Saunders.）

表 102　肾功能正常时高钠血症和血、尿电解质紊乱的常见原因 *

原因	血钠	尿钠（UNa）	尿渗透压	血钾	24 h UNa
1. 脱水	高	高	高	正常	多变
2. 尿崩症	高	低	低	正常	低
3. 库欣病或库欣综合征	高	低	正常	低	低

* 除 24 h UNa 外，所有 Na 和 K 值均为浓度，UNa 是 24 h 内尿液中排出的 Na 总毫克当量。
From McPherson RA，Pincus MR：Henry's clinical diagnosis and management by laboratory methods，ed 23，St Louis，2017，Elsevier.

水摄入不足（口服或静脉注射）
肾失水过多（尿崩症，渗透性利尿）
皮肤失水过多（出汗过多，烧伤造成的水损失）
消化道失水过多（无补液治疗的严重的持续性呕吐或腹泻）
钠摄入过量
高蛋白管饲

Streptozyme
链球菌酶

见 "Antistreptolysin O Titer（streptozyme，ASLO titer）抗链球菌溶血素 O 滴度（链球菌酶，ASLO 滴度）"

Sucrose Hemolysis Test（sugar water test）
蔗糖溶血试验（糖水试验）

正常：无溶血
阳性见于：阵发性睡眠性血红蛋白尿
假阳性：自身免疫性溶血性贫血，巨幼细胞贫血
假阴性：使用肝素或 EDTA 时可能会出现

Sudan Ⅲ Stain（qualitative screening for fecal fat）
苏丹Ⅲ染色法（粪便脂肪定性筛查）

正常：阴性。在试验前，应在 1 周内每天摄入 100 ～ 150 g 膳食脂肪，避免高纤维饮食，并在标本采集前避免使用栓剂或油性物质。
阳性见于：脂肪泻，使用蓖麻油或矿物油滴剂

Synovial Fluid Analysis
滑液分析

表 103 描述了滑液分析的分类和说明。关节液的分析方法如图 56 所示。

表 103　滑液分析的分类和解释

分组	疾病	外观	黏度	黏蛋白凝块	WBC/mm³	%PMN	葡萄糖（mg/dl）（血清液）	蛋白质（g/dl）
正常	—	透明	↑	坚韧	< 200	< 25	< 10	< 2.5
I（非炎症性）	骨关节炎、无菌性坏死、创伤性关节炎、结节性红斑、剥脱性骨软骨炎	透明、黄色（创伤性关节炎可有黄变）	↑	坚韧	↑至 10 000	< 25	< 10	< 2.5
II（炎症性）	晶体性关节炎、类风湿关节炎、赖特综合征、胶原血管疾病、银屑病关节炎、血清病、风湿热	透明、黄色、浑浊	↓	易碎	↑至 100 000	40～90	< 40	< 2.5
III（脓毒症性）	细菌性（葡萄球菌、淋球菌、结核分枝杆菌）	浑浊	↓/↑	易碎	↑↑至 5 000 000	40～100	20～100	> 2.5

↑，升高；↑↑，显著升高；↓，下降；PMN，多形核白细胞；WBC，白细胞。注意，表格列出的数字有相当多的重叠。

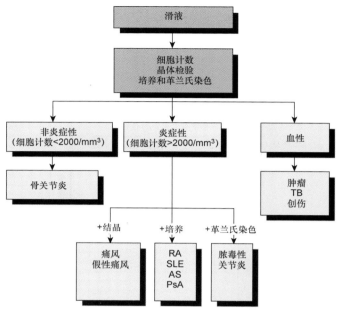

图56　关节液的分析流程。炎症性关节炎患者被证实可发现这些标志物，尽管许多其他情况下也可以出现。AS，强直性脊柱炎；PsA，银屑病关节炎；RA，类风湿关节炎；SLE，系统性红斑狼疮；TB，结核（From Goldman L，Schafer AI：Goldman's Cecil medicine，ed 24，Philadelphia，2012，WB Saunders.）

朱旖　译　孙宇　审校

T3（triiodothyroine）
T3（三碘甲腺原氨酸）

T3 正常值见表 104。

正常范围：75 ～ 220 ng/dl［1.2 ～ 3.4 nmol/L（CF：0.01536；SMI：0.1 nmol/L）］

异常值：

甲状腺功能亢进症，T3 水平升高（与血清 T4 比较，T3 通常升高更早，程度更大）。

表 104　各种疾病甲状腺功能检测结果

疾病	T4	FT4I	T3	FT3I	TSH	TSI	TRH 刺激
甲状腺功能亢进							
格雷夫斯（Graves）病	↑	↑	↑	↑	↓	+	↓
毒性结节性甲状腺肿	↑	↑	↑	↑	↓	—	↓
垂体 TSH 分泌肿瘤	↑	↑	↑	↑	↑	—	↓
T3 甲状腺毒症	N	N	↑	↑	↓	+，—	↓
T4 甲状腺毒症	↑	↑	N	N	↓	+，—	↓
甲状腺功能减退							
原发性	↓	↓	↓	↓	↑	+，—	↑
继发性	↓	↓	↓	↓	↓ N	—	↓
三发性	↓	↓	↓	↓	↓ N	—	N
周围无反应	↑，N	↑，N	↑，N	↑	↑，N	—	N，↑

↑，升高；↓，下降；+，—，结果不一；FTI，游离甲状腺素指数；N，正常；T3，三碘甲腺原氨酸；T4，甲状腺素；TRH，促甲状腺激素释放激素；TSH，促甲状腺激素；TSI，刺激甲状腺免疫球蛋白。

From Tilton RC，Barrows A：Clinical laboratory medicine，St Louis，1992，Mosby.

诊断中的应用：

T3 甲状腺功能亢进症（甲状腺毒症）：T3 升高，FTI（游离甲状腺素指数）正常。

毒性结节性甲状腺肿：T3 升高或正常，T4 升高。

碘缺乏：T3 正常，T4 可能降低。

甲状腺素（三碘甲腺原氨酸）替代甲状腺治疗：T4 正常，当患者出现甲状腺功能亢进症状时 T3 升高。

不按常规要求检查，但当怀疑甲状腺功能亢进且无血清 T4 或 FTI 无法确定时可提示。

T3 Resin Uptake（T3RU）
T3 树脂摄取（T3RU）

正常值范围：25% ～ 35%

异常值：甲状腺功能亢进时升高。T3 树脂摄取（T3RU 或 RT3U）测定游离 T4（不结合蛋白）的百分比；不需要测定血清 T3 浓度；T3RU 和其他反映甲状腺激素与血浆蛋白结合的检测，称为甲状腺激素结合率（THBR）。

T4，Free（free thyroxine）
T4，游离（游离甲状腺素）

正常范围：0.8 ～ 2.8 ng/dl

升高原因：

Graves 病，毒性结节性甲状腺肿，毒性甲状腺腺瘤，医源性的和人为性的诱因，一过性甲状腺功能亢进

血清游离 T4，直接测定非结合的甲状腺素。游离 T4 可以通过平衡透析法（游离 T4 分析金标准）或免疫检测技术法（受血脂、蛋白质水平和某些药物的影响）测定。FTI 也可以用 T4 乘以 T3RU 然后除以 100 计算；FTI 校正因蛋白结合产生的 T4 水平异常：FTI = T4×T3RU/100。

正常值范围 1.1 ～ 4.3。

T4，Serum T4
T4，血清 T4

正常范围：0.8 ～ 2.8 ng/dl［10 ～ 36 pmol/L（CF：12.87；SMI：1 pmol/L）］

异常值：血清 T4

升高原因：

Graves 病

毒性结节性甲状腺肿

毒性甲状腺腺瘤

医源性和人为因素

一过性甲状腺功能亢进

亚急性甲状腺炎

桥本甲状腺炎

无症状甲状腺炎

罕见原因：TSH 过度分泌（如，垂体瘤），卵巢甲状腺肿，既往甲状腺增生或腺瘤患者摄入大剂量碘（Jod-Basedow 现象），葡萄胎，甲状腺癌，胺碘酮治疗心律失常。

血清甲状腺素测定同时测定循环中与蛋白结合的甲状腺素（>循环 T4 的 99%）和非结合（游离）甲状腺素。血清甲状腺素水平随蛋白结合而变化；T4 浓度变化继发于甲状腺素结合球蛋白水平（TBG）变化，影响 TBG 水平的因素如下：

TBG 升高（↑ T4）	TBG 降低（↓ T4）
妊娠	雄激素，糖皮质激素
雌激素	肾病综合征，肝硬化
急性肝炎	肢端肥大症
口服避孕药	低蛋白血症
家族性	家族性
氟尿嘧啶，氯贝丁酯	苯妥英，乙酰水杨酸（ASA）和其他非甾体抗炎药，海洛因，大剂量青霉素，天冬酰胺酶，慢性消耗性疾病

为消除蛋白结合对甲状腺素水平的可能影响，可以使用两种附加的实验室检查：T3 树脂摄取和血清游离 T4。表 105 总结了妊娠对甲状腺生理的影响，表 106 描述了疾病期间甲状腺激素水平的变化。

Tegretol
得理多

见"Carbamazepine（Tegretol）卡马西平（得理多）"

表 105　妊娠期间甲状腺生理变化

生理变化	甲状腺相关结果变化
↑血清甲状腺素结合球蛋白	↑总 T4 和 T3；↑ T4 分泌
↑血浆容量	↑ T4 和 T3 代谢池容积；↑ T4 分泌；↑心输出量
D3 在胎盘和（？）子宫中的表达	↑ T4 分泌
孕早期↑ hCG	↑游离 T4；↓基础促甲状腺激素；↑ T4 分泌
↑肾血清碘化物清除率	↑碘需求
↑ T4 分泌；妊娠末三个月胎儿合成 T4	
↑胎盘，妊娠子宫和母体氧耗，	↑基础代谢率；↑心输出量

D3；3 型碘化甲腺原氨酸脱碘酶；hCG，人绒毛膜促性腺激素；T3，三碘甲腺原氨酸；T4，甲状腺素。
From Melmed S et al：Williams textbook of endocrinology，ed 12，Philadelphia，2011，WB Saunders.

表 106　疾病期间甲状腺激素水平变化

疾病严重程度	游离 T3	游离 T4	反 T3	TSH	可能原因
轻度	↓	N	↑	N	↓ D2，D1
中度	↓↓	N，↑↓	↑↑	N，↓	↓↓ D2，D1，？↑ D3
重度	↓↓↓	↓	↑	↓↓	↓↓ D2，D1，↑ D3
恢复期	↓	↓	↑	↑	？

D1 ～ D3，碘化甲腺原氨酸脱碘酶；N，无变化；T3，三碘甲腺原氨酸；T4，甲状腺素；TSH，促甲状腺激素。
From Melmed S et al：Williams textbook of endocrinology，ed 12，Philadelphia，2011，WB Saunders.

Testosterone（total testosterone）
睾酮（总睾酮）

正常范围： 随年龄和性别变化。血浆中的睾酮主要是与血浆蛋白和性激素结合球蛋白（SHBG）结合。约 2% 的睾酮以游离形式（生物活性形式）循环。睾酮水平降低见于肥胖患者，这可能是 SHBG 水平降低所致；因此，评估肥胖患者是否缺乏雄激素，测量游离睾酮是很重要的。

血清 / 血浆

男性：280 ～ 1100 ng/dl　　　女性：15 ～ 70 ng/dl

尿液

男性：每日 50 ～ 135 μg　　　女性：每日 2 ～ 12 μg

升高原因：睾丸肿瘤，男性化卵巢瘤，睾酮替代治疗

降低原因：性腺功能减退，肥胖，胰岛素抵抗，睡眠呼吸暂停。

图 57 显示了睾酮水平随年龄的变化。雄激素缺乏症的诊断应基于有症状患者至少 2 次早晨睾酮测量（在不同的日期收集）。

Theophylline
茶碱

正常治疗范围：10 ～ 20 μg/ml

Thoracentesis Fluid
胸腔穿刺液

见 "Pleural Fluid 胸腔积液"

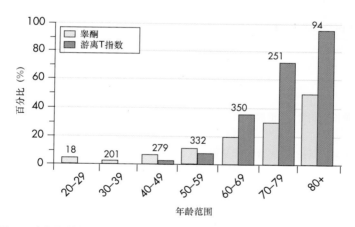

图 57　老年男性性腺功能减退。条形高度表示男性在 30 岁到 90 岁每 10 年的百分比，其中至少有一个睾酮值处于性腺功能减退的范围内。测定标准是，总睾酮低于 11.3 nmol/L（325 ng/dl），睾酮和性激素结合球蛋白（游离 T 指数）低于 0.153 nmol/nmol。每对条形图上方的数字表示相应十年研究的男性人数。无论哪种标准，均显示 50 岁以后性腺功能减退的男性比例逐渐升高。50 岁以后，与总睾酮相比更多的是游离 T 指数标准诊断性腺功能减退，并且这两个标准的差异，似乎随着年龄的增长逐渐增大（From Goldman L，Schafer AI：Goldman's Cecil medicine，ed 24，Philadelphia，2012，WB Saunders.）

Thrombin Time（TT），Thrombin Clotting Time（TCT）
凝血酶时间（TT），凝血酶凝血时间（TCT）

正常范围：11.3 ~ 18.5 s

升高原因：溶栓和肝素治疗，弥散性血管内凝血，低纤维蛋白原血症，异常纤维蛋白原血症

相关 PT，APTT，和 TCT 综合性结果见表 107，另见图 58。

Thyroglobulin
甲状腺球蛋白

正常：3 ~ 40 ng/ml。甲状腺球蛋白是一种肿瘤标志物，用于乳头状或滤泡状甲状腺癌患者切除后的情况监测。

升高原因：乳头状或滤泡状甲状腺癌，桥本甲状腺炎，Graves 病，亚急性甲状腺炎

表 107　PT，APTT 和 TCT 综合结果

检测结果			可能的诊断
PT	APTT	TCT	
正常	正常	正常	正常止血，血小板功能异常，XIII 因子缺陷，血管止血障碍，轻度凝血蛋白缺乏症，轻度 vWD，纤维蛋白溶解障碍（α2 纤溶酶抑制剂缺陷，纤溶酶原激活物抑制物 -1 缺陷）
延长	正常	正常	VII 因子缺乏；早期口服抗凝药；狼疮抗凝物；轻度因子 II、V 或 X 缺乏；特异性因子抑制剂
正常	延长	正常	因子 VIII、IX、XI、XI、前激肽释放酶，或 HMWK 缺陷，狼疮抗凝物；淀粉样蛋白吸附因子 IX；特异性因子抑制剂
延长	延长	正常	多因子缺乏（例如肝衰竭、维生素 K 缺乏、口服抗凝药）；因子 V、X 或 II 缺乏；淀粉样蛋白吸附因子 X；特异性因子抑制剂
延长	延长	延长	抗凝剂，DIC，稀释性凝血病，肝病，纤维蛋白原缺乏症，纤溶亢进

APTT，活化部分凝血活酶时间；DIC，弥散性血管内凝血；HMWK，高分子量激肽原；PT，凝血酶原时间；TCT，凝血酶凝血时间；vWD，血管性血友病。

From Hoffman R：Hematology，basic principles and practice，ed 7，Philadelphia，2018，Elsevier.

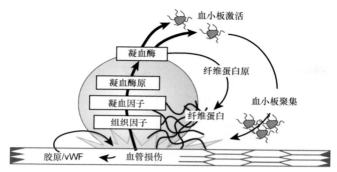

图 58　凝血酶在血栓形成过程中的核心作用。血管损伤触发血小板黏附和活化，同时激活凝血系统。血小板激活是通过暴露于内皮下胶原和血管性血友病因子（vWF）而启动的，血小板黏附于其上。黏附的血小板活化、释放 ADP 和血栓素 A2，形成血小板激动剂，进一步活化周围的血小板，填充在损伤部位。损伤部位组织因子暴露，激活血小板，并在其表面形成凝血因子复合物，触发凝血，结果形成凝血酶。凝血酶促进纤维蛋白原转化为纤维蛋白，同时还是强大的血小板激动剂。当血小板活化，其表面的糖蛋白（GP）Ⅱb/Ⅲa 发生构象变化，从而使得血小板具有吸附纤维蛋白原和介导血小板聚集的能力。纤维蛋白链网织住血小板，聚集在一起形成血小板/纤维蛋白血栓（From Zipes DP：Braunwald's heart disease，a textbook of cardiovascular medicine，ed 11，Philadelphia，2019，Elsevier.）

Thyrodi Microsomal Antibodies
甲状腺微粒体抗体

正常：检测不到。5% ～ 10% 的正常人可能检测到低滴度

升高原因：桥本甲状腺炎，甲状腺癌，早期甲状腺功能减退症，恶性贫血

Thyrod-Stimulating Hormone（TSH）
促甲状腺激素（TSH）

甲状腺检查流程见图 59。

正常范围：2 ～ 11 μU/ml［2 ～ 11 mU/L（CF：1；SMI：1 mU/L）］

血清 TSH 升高的情况

实验室误差

原发性甲状腺功能减退症

甲状腺素治疗剂量不足

用锂或胺碘酮的某些患者

桥本甲状腺炎后期

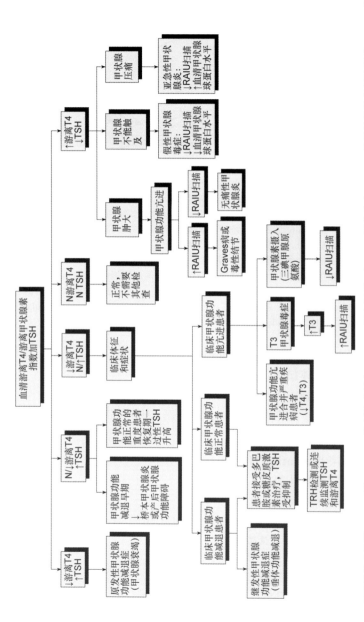

图 59 甲状腺检查流程。 N，正常；RAIU，放射性碘摄取；T3，三碘甲腺原氨酸；T4，甲状腺素；TRH，促甲状腺激素释放激素；TSH，促甲状腺激素（From Ferri FF：Practical guide to the care of the medical patient，ed 8，St Louis，2011，Mosby.）

超大剂量无机碘化物［如碘化钾（SSKI）］

严重的非甲状腺疾病恢复期

碘缺乏（中度或重度）

艾迪生病

傍晚采集 TSH（昼夜变化峰值）

垂体 TSH 分泌性肿瘤

治疗甲状腺功能减退症［启动治疗后的 3 ～ 6 周（范围，1 ～ 8 周）］；有时会更长，多见于治疗前 TSH 超过 100 μU/ml

急性精神疾病

外周 T4 抵抗综合征

抗体［如人抗鼠抗体（HAMA）］干扰用单克隆夹心法检测 TSH

碘番酸（碘酸）和 Oragrafin（碘泊酸盐）X 线造影剂

苯丙胺

高海拔

血清 TSH 下降的情况

实验室误差

T4/T3 毒症（弥散性或结节性病因）

甲状腺功能减退症过度治疗

活动性甲状腺炎（亚急性、无痛性，或早期活动性桥本甲状腺炎）

多结节性甲状腺肿，包括各种病因

严重非甲状腺疾病（特别是急性创伤、多巴胺，或糖皮质激素）

T3 毒症

垂体功能不全

库欣综合征（和一些患者服用高剂量糖皮质激素）

Jod-Basedow（碘诱导）甲状腺功能亢进

服用左旋甲状腺素 2 ～ 4 h 后抽血查 TSH

产后一过性的毒症

假性甲状腺功能亢进

卵巢甲状腺肿

放射免疫测定，手术，或抗甲状腺药物治疗甲状腺功能亢进后 4 ～ 6 周（范围 2 周～ 2 年）

白介素 -2 药物（3% ～ 6% 病例）或 α 干扰素治疗（1% 病例）

妊娠剧吐

胺碘酮治疗

疾病期间甲状腺激素水平变化见表 106。

Thyrotropin（TSH）Receptor Antibodies
促甲状腺激素（TSH）受体抗体

正常值：< 130% 基础活性

升高原因：1.3 ～ 2.0 见于 10% 非 Graves 病甲状腺疾病患者。> 2.8 仅见于 Graves 病。

Thyrotropin-Releasing Hormone（TRH）Stimulation Test
促甲状腺激素释放激素（TRH）兴奋试验

正常值：基础 TSH < 11 mU/ml；刺激 TSH：大于基线水平的 2 倍。

原发性甲状腺功能减退症 TSH 升高到正常值的 2 ～ 3 倍。继发性甲状腺功能减退症没有 TSH 反应。三发性甲状腺功能减退症（下丘脑衰竭）患者，TSH 水平延迟上升。

Thyroxine（T4）
甲状腺素（T4）

正常范围：4 ～ 11 μg/dl［51 ～ 142 nmol/L（CF：12.87；SMI：1 nmol/L）］

升高原因：甲状腺功能亢进（见图 59）

TIBC

见"Iron-Binding Capacity，Total（TIBC）总铁结合力（TIBC）"

Tissue Transglutaminase Antibody
组织转谷氨酰胺酶抗体

正常：阴性

阳性见于：乳糜泻（特异性：94% ～ 97%；敏感性：90% ～ 98%），疱疹样皮炎

Transferrin
转铁蛋白

正常范围：170 ～ 370 mg/dl［1.7 ～ 3.7 g/L（CF：0.01；SMI：0.01 g/L）］

升高原因：缺铁性贫血，口服避孕药，病毒性肝炎，妊娠后期

降低原因：肾病综合征，肝病，遗传性缺陷，蛋白质营养不良，肿瘤，慢性炎症状态，慢性疾病，地中海贫血，血色素沉着病，溶血性贫血

Triglycerides
甘油三酯

正常范围：＜ 150 mg/dl ［＜ 1.8 mmol/L（CF：0.01129；SMI：0.02 mmol/L）］

升高原因：高脂蛋白血症（Ⅰ型、Ⅱb型、Ⅲ型、Ⅳ型、Ⅴ型），甲状腺功能减退，妊娠，雌激素，急性心肌梗死，胰腺炎，摄入酒精，肾病综合征，糖尿病，糖原贮积病

降低原因：营养不良，先天性 β 脂蛋白血症，药物（如吉非贝齐、非诺贝特、烟酸、氯贝丁酯）

Triiodothyronine
三碘甲腺原氨酸

见"T3（triiodothyronine）T3（三碘甲腺原氨酸）"

Troponins（serum）
肌钙蛋白（血清）

肌钙蛋白升高的临床意义见框 29。

框29　血清肌钙蛋白 T 和血清肌钙蛋白 I 升高的原因，包括急性冠脉综合征、非心脏事件，和非心脏疾病

急性冠脉综合征 / 急性心肌梗死
任何类型休克（心源性，梗阻性，分布性）
心肌炎和心肌心包炎
心肌病
急性充血性心力衰竭（肺水肿）
脓毒症
肺栓塞
肾衰竭
拟交感神经药摄入
多发伤
烧伤
急性中枢神经系统事件
横纹肌溶解
心脏肿瘤，炎症综合征和浸润性疾病
先天性冠状动脉异常
极端体力消耗

From Vincent JL et al：Textbook of critical care，ed 6，Philadelphia，2011，WB Saunders.

正常范围：0 ～ 0.4 ng/ml（阴性）。当临床怀疑急性心肌梗死或缺血发作，推荐 5 ～ 6 h 后复测。

不确定：0.05 ～ 0.49 ng/ml。推荐进一步检测。不稳定性心绞痛患者，肌钙蛋白 I 水平升高。在此范围，提示近期发生心脏事件的风险升高。

强烈提示急性心肌梗死：≥ 0.05 ng/ml

心肌肌钙蛋白 T（cTnT）是心肌损伤的高敏感性标志物，心肌梗死后最初的 48 h，持续 5 ～ 7 天（见图 20）。升高还可见于肾衰竭、慢性肌肉疾病和创伤。

心肌肌钙蛋白 I（cTnI）是心肌损伤的高敏感性和高特异性的标志物（≥ CK-MB），发病 8 h 升高，24 h 达到峰值，持续 7 天。cTnI 水平逐渐升高，由于坏死组织增加，死亡风险增加。

TSH

见"Thyrod-Stimulating Hormone（TSH）促甲状腺激素（TSH）"

TT

见"Thrombin Time（TT），Thrombin Clotting Time（TCT）凝血酶时间（TT），凝血酶凝血时间（TCT）"

Tuberculin Test（PPD）
结核菌素试验（PPD）

异常结果：见框 30。框 31 描述了结核菌素试验假阴性结果的相关因素。

框 30　PPD 反应大小判断"阳性"（皮内注射 5 TU，结核菌素皮内试验在 48 h 测定）

≥ 5 mm
HIV 感染或 HIV 危险因素
近期密切接触活动性 TB 患者
患者 X 线检查发现 TB 治愈

≥ 10 mm
出生于 TB 高发国家的外国人，如亚洲、非洲和拉丁美洲
静脉吸毒者
医疗保护不足的低收入人群（包括美洲原住民，西班牙裔和黑人）
长期住在护理机构的人群（养老院、精神病院）
增加结核风险的情况（硅肺、胃切开术、营养不良、糖尿病、高剂量皮质类固醇或免疫抑制 Rx、白血病或淋巴瘤、其他恶性肿瘤）

长期护理机构、学校、儿童保育机构、医疗卫生机构的工作人员

≥ 15 mm

所有其他未列出的

HIV，人类免疫缺陷病毒；IV，静脉注射；PPD，纯化蛋白衍生物；Rx，处方；TB，结核；TU，结核菌素单位。

框31 结核菌素试验假阴性的相关因素

技术误差
给药不当
结果判断不精确
丢失抗原效能

患者相关因素（无反应）
年龄（老年人）
营养状态
药物：皮质类固醇，免疫抑制剂
严重结核
合并症
    HIV 感染
    病毒性疾病或疫苗接种
    淋巴网状组织恶性病变
    结节病
    实体肿瘤
    瘤型麻风
    干燥综合征
    毛细血管扩张性共济失调综合征
    尿毒症
    原发性胆汁性肝硬化
    系统性红斑狼疮
    任何病因的严重性全身疾病

HIV，人类免疫缺陷病毒。

From Stein JH（ed）：Internal medicine，ed 4，St Louis，1994，Mosby.

实验室检查 U
U section

朱旖　译　阙一帆　审校

Unconjugated Bilirubin
非结合胆红素

见 "Bilirubin, Indirect (unconjugated bilirubin) 间接胆红素 (非结合胆红素)"

Urea Nitrogen (BUN)
尿素氮，血液 (BUN)

正常范围：8 ～ 18 mg/dl [3 ～ 6.5 mmol/L (CF：0.357；SMI：0.5 mmol/L)]

框 32 列出了与肾功能无关的，影响血尿素氮水平的因素

升高原因： 脱水，药物（氨基糖苷类和其他抗生素、利尿剂、锂、皮质类固醇），消化道出血，肾血流量减少（休克、充血性心力衰竭、心肌梗死），肾病（肾小球肾炎、肾盂肾炎、糖尿病肾病），尿路梗阻（前列腺肥大）

降低原因： 肝病，营养不良，妊娠晚期，水分过多，肢端肥大症，乳糜泻

Uric Acid (serum)
尿酸 (血清)

正常范围：2 ～ 7 mg/dl

框 32　与肾功能无关的影响血尿素氮水平因素

血尿素氮升高
容量不足（"肾前性氮质血症"）
消化道出血
皮质类固醇或细胞毒性药物
高蛋白饮食
阻塞性泌尿道病变
脓毒症
分解代谢状态，组织分解

血尿素氮下降
低蛋白饮食
肝病

From Andreoli TE (ed)：Cecil essentials of medicine，ed 5，Philadelphia，2001，WB Saunders.

升高原因：肾衰竭，痛风，细胞过度裂解（化疗药物、放疗、白血病、淋巴瘤、溶血性贫血）遗传性酶缺陷（次黄嘌呤–鸟嘌呤–磷酸核糖基转移酶），酸中毒，骨髓增生性疾病，富含嘌呤或蛋白饮食，药物（利尿剂、低剂量 ASA、烟酸），铅中毒，甲状腺功能减退，艾迪生病，肾性尿崩症，活动性银屑病，多囊肾

降低原因：药物（别嘌呤醇、非布司他、高剂量 ASA、丙磺舒、华法林、皮质类固醇），黄嘌呤氧化酶缺陷，抗利尿激素分泌失调综合征，肾小管缺陷（范科尼综合征），酒精中毒，肝病，饮食缺乏蛋白或嘌呤，肝豆状核变性，血色素沉着病

Urinalysis
尿液分析

正常范围：

颜色：清亮浅黄色

外观：清澈

酮体：阴性

pH：4.5 ～ 8（平均：6）

蛋白质：阴性

糖：阴性

尿比重：1.005 ～ 1.030

隐血：阴性

显微镜检查：

红细胞：0 ～ 5（高倍镜视野）

白细胞：0 ～ 5（高倍镜视野）

细菌（离心标本）：阴性

管型：0 ～ 4 透明管型（低倍镜视野）

尿显微镜检查异常，见表 108。尿外观和颜色异常的原因，见表 109。表 110 总结了常用药物引起的尿颜色变化。

Urine Amylase
尿淀粉酶

正常范围：35 ～ 260 U Somogyi/h［6.5 ～ 48.1 U/h（CF：0.185；SMI：1 U/h）］

升高原因：胰腺炎，胰腺癌

表 108　尿显微镜检查

发现	病因
管型	
红细胞	肾小球肾炎，血管炎
白细胞	间质性肾炎，肾盂肾炎
内皮细胞	急性肾小管坏死，间质性肾炎，肾小球肾炎
颗粒	肾实质性疾病（非特异性）
蜡样，粗大	肾衰竭晚期
透明	尿液浓缩时，正常可见
脂肪	重度蛋白尿
细胞	
红细胞	尿路感染，尿路炎症
白细胞	尿路感染，尿路炎症
嗜酸细胞	急性间质性肾炎
（鳞状）内皮细胞	污染
结晶	
尿酸	酸性尿，急性尿酸性肾病，高尿酸尿
磷酸钙	碱性尿
草酸钙	酸性尿，高草酸尿，乙二醇中毒
胱氨酸	胱氨酸尿症
硫	含硫抗生素

From Andreoli TE（ed）：Cecil essentials of medicine，ed 5，Philadelphia，2001，WB Saunders.

表 109　尿外观和颜色

外观	原因	备注
无色混浊	尿液极度稀释	多尿，尿崩症
	磷酸盐，碳酸盐	溶于稀乙酸
	尿酸盐，尿酸	溶于 60℃（140°F）和碱性溶液
	白细胞	
	红细胞（"烟色"）	不溶于稀乙酸
	细菌，酵母菌	溶于稀乙酸
	精子	不溶于稀乙酸
	前列腺液	不溶于稀乙酸

外观	原因	备注
	黏蛋白，黏液丝	可能是絮状的
	结石，"砾石"	磷酸盐，草酸盐
	团块，脓液，组织	直肠膀胱瘘
	粪便污染	酸性尿
	放射射影染料	
乳白色	许多中性粒细胞（脓尿）	不溶于稀乙酸
	脂肪	肾病，挤压伤：
	脂质尿，乳白色	溶于乙醚
	乳糜尿，乳状	淋巴阻塞：
	乳化的石蜡	溶于乙醚
		阴道乳剂
黄色	吖啶黄	绿色荧光
橘黄色	尿液浓缩	脱水，发热
	尿胆素过量	无黄色泡沫
	胆红素	如果胆红素足够多，则呈黄色泡沫
黄绿色	胆红素-胆绿素	黄色泡沫
黄褐色	胆红素-胆绿素	"啤酒"棕，黄色泡沫
红色	血红蛋白	阳性
	红细胞	阳性
	肌红蛋白	试剂条检测血细胞
	卟啉	阳性
	暗褐菌素，苯胺染料	可能是无色
	甜菜	食物，糖果
	月经污染	黄色碱性，基因
		块，黏液
紫红色	卟啉类	可能无色
红褐色	红细胞	酸性 pH
	直立性血红蛋白	肌肉损伤

续表

外观	原因	备注
	高铁血红蛋白	血红蛋白不稳定结果
	肌红蛋白	
	胆红素（二吡咯）	
棕黑色	高铁血红蛋白	血，酸性 pH
	尿黑酸	站立，碱性，尿黑酸尿
	黑色素	站立，罕见
蓝绿色	靛甙	小肠感染
	假单胞菌感染	口腔除臭剂
	叶绿素	

From McPherson RA，Pincus MR：Henry's clinical diagnosis and management by laboratory methods，ed 23，St Louis，2017，Elsevier.

表 110　常用药物引起的尿颜色变化 *

药物	颜色
酒精，乙烷	苍白，多尿
蒽醌泻药（番泻叶，波希鼠李皮）	略红，碱性；黄棕色，酸性
氯唑沙宗（肌肉松弛药）	红色
甲磺酸去铁胺（螯合物铁）	红色
依托沙秦（乙氧二胺偶氮苯）	黄色，红色
荧光素钠（IV）	黄色
呋喃唑酮（一种抗生素，抗原生动物硝基呋喃）	棕色
靛蓝胭脂红染料（肾衰竭，膀胱镜检查）	蓝色
山梨醇铁（可能是其他铁化合物在尿液中形成硫化铁）	棕色
左旋多巴（L- 多巴）（治疗帕金森综合征）	红棕色，碱性
米帕林（阿的平）（抗疟疾药）（肠道蠕虫，贾第虫属）	黄色
美索巴莫（肌肉松弛药）	绿-棕色
甲基多巴（抗高血压）	变暗；存在氧化剂，则红-棕色

续表

药物	颜色
亚甲蓝（用于标记瘘管）	蓝色，蓝-绿色
甲硝唑（治疗毛滴虫属感染、阿米巴病、贾第虫属）	变暗，棕色微红
呋喃妥因（抗菌药）	棕-黄色
非那吡啶（尿道止痛），同时联合使用磺胺类药物（如 Azo Gantrisin）	橘-红色，酸性 pH
苯茚二酮（抗凝药物）（重要的是与血尿鉴别）	橘黄色，碱性；酸化后退色
苯酚中毒	棕色；氧化成醌（绿色）
酚酞（泻药）	红-紫色，碱性 pH
酚磺酞（磺溴酞）	粉-红色，碱性 pH
利福平（治疗结核）	亮橘-红色
维生素 B2（复合维生素）	亮黄色
柳氮磺胺吡啶（治疗溃疡性结肠炎）	橘-黄色，碱性 pH

*其他常用药物会一次或偶然产生颜色变化：阿米替林——蓝-绿色；吩噻嗪类——红色；氨苯蝶啶——淡蓝色（酸性尿中显蓝色荧光）。

From McPherson RA，Pincus MR：Henry's clinical diagnosis and management by laboratory methods，ed 23，St Louis，2017，Elsevier.

Urine Bile
尿胆汁

正常：阴性

异常：

尿胆红素：肝炎（病毒、中毒、药源性），胆道梗阻

尿胆原：肝炎（病毒、中毒、药源性），溶血性黄疸，肝细胞功能障碍（肝硬化、感染、转移灶）

Urine Calcium
尿钙

正常范围：< 250 mg/24 h［< 6.2 mmol/dl（CF：0.02459；SMI：0.1 mmol/dl）］

升高原因：原发性甲状旁腺功能亢进，维生素 D 过多症，骨转移，多发性骨髓瘤，钙摄入增加，类固醇，长期制动，结节病，佩吉特病，特发性高钙尿症，肾小管酸中毒

降低原因：甲状旁腺功能减退，假性甲状旁腺功能减退，维生素 D 缺乏，抗维生素 D 佝偻病，低钙饮食，药物（噻嗪类利尿剂、口服避孕药），家族性低尿钙高血钙症，肾性骨营养不良，柠檬酸钾治疗

Urine cAMP
尿 cAMP

升高原因：高钙尿症，家族性低尿钙高血钙症，原发性甲状旁腺功能亢进，假性甲状旁腺功能减退，佝偻病

降低原因：维生素 D 中毒，结节病

Urine Catecholamines
尿儿茶酚胺

正常范围：

去甲肾上腺素：< 100 μg/24 h［590 nmol/d（CF：5.911；SMI：10 nmol/d）］

肾上腺素：< 10 μg/24 h［55 nmol/d（CF：5.458；SMI：5 nmol/d）］

升高原因：嗜铬细胞瘤，神经母细胞瘤，重度应激

Urine Chloride
尿氯化物

正常范围：110 ～ 250 mEq/d［110 ～ 250 mmol/d（CF：1；SMI：1 mmol/d）］

升高原因：皮质类固醇，巴特综合征，利尿剂，代谢性酸中毒，重度低钾血症

降低原因：氯缺乏（呕吐），结肠绒毛状腺瘤，慢性肾衰竭，肾小管酸中毒

Urine Copper
尿铜

正常范围：< 40 μg/24 h［< 0.6 μmol/d（CF：0.01574；SMI：0.2 μmol/d）］

Urine Cortisol，Free
尿皮质醇，游离

正常范围：10 ～ 110 μg/24 h［30 ～ 300 nmol/d（CF：2.759；SMI：10 nmol/d）］

升高原因：见"Cortisol，Plasma 皮质醇，血浆"

Urine Creatinine（24 hr）
尿肌酐（24 h）

正常范围：

男性：0.8 ～ 1.8 g/d［7 ～ 16 mmol/d（CF：8.840；SMI：0.1 mmol/d）］

女性：0.6 ～ 1.6 g/d（5.3 ～ 14 mmol/d）

注：标准的检测方法是收集完整的 24 h 尿液。

Urine Crystals
尿结晶

尿酸：酸性尿，高尿酸尿，尿酸肾病

硫：含硫抗生素

草酸钙：1,2- 亚乙基二醇中毒，酸性尿，高草酸尿

磷酸钙：碱性尿

胱氨酸：胱氨酸尿症

Urine Eosinophils
尿嗜酸性粒细胞

正常：阴性

阳性见于：间质性肾炎，急性肾小管坏死，尿路感染，肾移植排斥反应，肝肾综合征

Urine Glucose（qualitative）
尿糖（定量）

正常：阴性

阳性见于：糖尿病，肾性糖尿（肾糖阈下降），糖耐量异常

Urine Hemoglobin，Free
尿血红蛋白，游离

正常：阴性

阳性见于：溶血（血清珠蛋白结合能力饱和度和肾小管重吸收血红蛋白阈值）

Urine Hemosiderin
尿含铁血黄素

正常：阴性

阳性见于：阵发性睡眠性血红蛋白尿，慢性溶血性贫血，血色素沉着病，输血，地中海贫血

Urine 5-Hydroxyindole-Acetic Acid（urine 5-HIAA）
尿 5- 羟基吲哚乙酸（尿 5-HIAA）

正常范围：2 ～ 8 mg/24 h［10 ～ 40 μmol/d（CF：5.23；SMI：5 μmol/d）］

升高原因：类癌，摄入某些食物（香蕉、李子、西红柿、牛油果、菠萝、茄子、核桃）和药物（单胺氧化酶抑制剂、非那西汀、甲基多巴、愈创甘油醚、对乙酰氨基酚、水杨酸盐、吩噻嗪类、丙米嗪、美索巴莫、利血平、甲基苯丙胺），见表 111。

表 111　尿 5-HIAA 检测的影响因素

食品	药物
导致假阳性结果的因素	
牛油果	对乙酰氨基酚
香蕉	乙酰苯胺
巧克力	咖啡因
咖啡	氟尿嘧啶
茄子	愈创甘油醚
胡桃	左旋多巴
菠萝	美法仑
李子	美芬新
茶	去氧麻黄碱
核桃	美索巴莫
	马来酸二甲麦角新碱
	芬美曲秦
	利血平
	水杨酸类
导致假阴性结果的因素	
无	促肾上腺皮质激素
	p- 氯苯基丙氨酸
	氯丙嗪
	肝素
	丙米嗪
	异烟肼

续表

食品	药物
	乌托洛品
	甲基多巴
	单胺氧化酶抑制剂
	吩噻嗪类
	异丙嗪

5-HIAA，5-羟基吲哚乙酸。

From Melmed S et al: Williams textbook of endocrinology, ed 12, Philadelphia, 2011, WB Saunders.

Urine Indican
尿糖苷

正常： 阴性

阳性见于： 继发于肠道细菌过度生长的吸收不良

Urine Ketones（semiquantitative）
尿酮（半定量）

正常： 阴性

阳性见于： 糖尿病酮症酸中毒，酒精性酮症酸中毒，饥饿，摄入异丙醇

Urine Metanephrines
尿甲氧基肾上腺素

正常范围： $0 \sim 2.0$ mg/24 h $[0 \sim 11.0$ μmol/d（CF：5.458；SMI：0.5 μmol/d）]

升高原因： 嗜铬细胞瘤，神经母细胞瘤，药物（咖啡因、吩噻嗪类、单胺氧化酶抑制剂），应激。表112总结了可能增加肾上腺素水平的药物。

Urine Myoglobin
尿肌红蛋白

正常： 阴性

升高原因： 严重创伤，体温升高，多发性肌炎/皮肌炎，一氧化碳中毒，药物（麻醉药和苯丙胺中毒），甲状腺功能减退，肌肉缺血

血尿、血红蛋白尿和肌红蛋白尿的鉴别见表113。

表 112　可能增加儿茶酚胺和肾上腺素水平的药物

三环类抗抑郁药（包括环苯扎林）

左旋多巴

药物，包括肾上腺素能受体激动剂（如，血管收缩剂）

苯丙胺

丁螺酮和抗精神病药

丙氯拉嗪

利血平

停用可乐定和其他药物（如，非法药物）

非法药物（如，可卡因、海洛因）

乙醇

From Melmed S et al：Williams textbook of endocrinology，ed 12，Philadelphia，2011，WB Saunders.

表 113　血尿，血红蛋白尿和肌红蛋白尿的鉴别

类型	血浆	尿液
血尿	颜色：正常	颜色：正常，烟色，粉红，红色，棕色
		红细胞：大量
		肾性：红细胞管型
		蛋白质：显著升高
		下尿路：无管型
		蛋白质：有或无
血红蛋白尿	颜色：粉红色（早期）	颜色：粉红，红色，棕色
	触珠蛋白—低	红细胞：偶见
		色素管型：偶见
		蛋白质：有或无
		含铁血黄素：后期
肌红蛋白尿	颜色：正常	颜色：红色，棕色
	触珠蛋白：正常	红细胞：偶见
	肌酸激酶：显著升高	深棕管型：偶见
	醛酸酶：升高	蛋白质：有或无

From McPherson RA，Pincus MR：Henry's clinical diagnosis and management by laboratory methods，ed 23，St Louis，2017，Elsevier.

Urine Nitrite
尿亚硝酸盐

正常：阴性

阳性见于：尿路感染

Urine Occult Blood
尿隐血

正常：阴性

阳性见于：尿道创伤，肾病（肾小球肾炎、间质性肾炎），肾或输尿管结石，膀胱病变（癌、膀胱炎）前列腺炎，前列腺癌，月经污染，造血疾病（血友病、血小板减少），抗凝药，ASA

Urine Osmolality
尿渗透压

见"Osmolality，Urine 渗透压，尿液"

Urine pH
尿 pH

正常范围：4.6～8（平均：6）

升高原因：菌尿，素食，肾衰竭不能形成氨，药物（抗生素、碳酸氢钠、乙酰唑胺）

降低原因：酸中毒（代谢性、呼吸性），药物（氯化铵、扁桃酸乌托洛品），糖尿病，饥饿，腹泻

Urine Phosphate
尿磷酸盐

正常范围：0.8～2.0 g/24 h

升高原因：急性肾小管坏死（多尿期），慢性肾病，未控制的糖尿病，甲状旁腺功能亢进，低镁血症，代谢性酸中毒，代谢性碱中毒，神经纤维瘤病，成人-发作抗维生素 D 低磷酸盐血性骨软化症

降低原因：肢端肥大症，急性肾衰竭，饮食摄入减少，甲状旁腺功能减退，呼吸性酸中毒

Urine Potassium
尿钾

正常范围：25 ～ 100 mEq/24 h［25 ～ 100 mmol/d（CF：1；SMI：1 mmol/d）］

升高原因：醛固酮增多症（原发性，继发性），糖皮质激素，碱中毒，肾小管酸中毒，钾摄入过量

降低原因：急性肾衰竭，保钾利尿剂，腹泻，低钾血症

框 33 描述了低钾血症中尿钾情况。

Urine Protein（quantitative）
尿蛋白（定量）

正常范围：＜ 150 mg/24 h［＜ 0.15 g/d（CF：0.001；SMI：0.01 g/d）］

升高原因：

原发肾病导致的肾病综合征

框 33　低钾血症中的尿钾

24 h 尿钾降低（＜ 25 mEq/d）或尿钾低限（＜ 15 mEq/L）或钾 / 肌酐比率降低（1.5 mEq/mmol）

胃肠道丢失：呕吐，腹泻，鼻胃管

汗液丢失：超高热，囊性纤维化

低摄入

24 h 尿钾升高（＞ 25 mEq/d）或尿钾高限（＞ 40 mEq/L）或钾 / 肌酐笔直升高（＞ 1.5 ZmEq/mmol）

肾钾排泄

利尿剂，两性霉素 B

盐皮质激素活性增加

碳酸氢盐排泄（呕吐，RTA）

排泄其他不可重吸收阴离子（马尿酸，β 羟丁酸盐，青霉素衍生物）

跨细胞转移

低镁血症

巴特综合征，Gitelman 综合征，利德尔综合征

24 h 尿钾升高（＞ 25 mEq/d）和钾 / 肌酐比率升高（＞ 1.5 mEq/mmol）但尿钾低限（＜ 15 mEq/L）

AKI（肾小管衰竭 ± 稀释）

原发性多饮（稀释）

其他多尿状态（渗透性和水利尿）

AKI，急性肾损伤；RTA，肾小管酸中毒。

From Ronco C：Critical care nephrology，ed 3，Philadelphia，2019，Elsevier.

恶性高血压

恶性肿瘤：多发性骨髓瘤，白血病，霍奇金病

充血性心力衰竭

糖尿病

系统性红斑狼疮，类风湿关节炎

镰状细胞病

肺出血肾炎综合征

疟疾

淀粉样变性，结节病

肾小管病：胱氨酸尿症

功能性（剧烈运动后）

肾盂肾炎

妊娠

缩窄性心包炎

肾静脉血栓形成

中毒性肾病：重金属，药物

放射性肾炎

直立性（体位性）蛋白尿

良性蛋白尿：发热，热或冷暴露

Urine Sediment
尿沉渣

评估常见异常见图 60。表 114 总结了非结晶和结晶尿沉渣特点。

Urine Sodium（quantitative）
尿钠（定量）

尿电解质用于低钾血症的鉴别诊断见表 115。表 116 描述了急性肾损伤（AKI）中尿钠检测。

正常范围：40 ～ 220 mEq/d［40 ～ 220 mmol/d（CF：1；SMI：1 mmol/d）］

升高原因：服用利尿剂，高钠摄入，失盐性肾炎，急性肾小管坏死，呕吐，艾迪生病，抗利尿剂激素分泌失调综合征，甲状腺功能减退，充血性心力衰竭，肝衰竭，慢性肾衰竭，巴特综合征，糖皮质激素缺乏症，滥用止痛药导致的间质性肾炎，甘露醇，右旋糖酐或甘油治疗，乳碱综合征，肾素分泌减少，去梗阻后利尿

降低原因：醛固酮增多，糖皮质激素过多，低钠血症，肾前氮

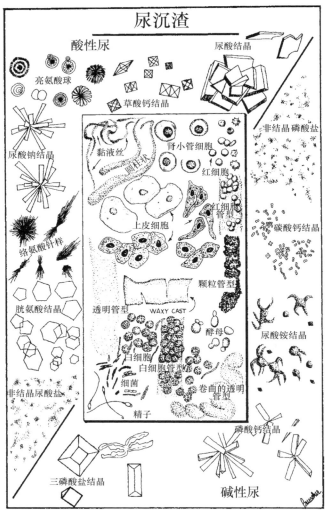

图 60 尿沉渣的显微镜检查（From Grigorian Greene M：The Harriet Lane handbook：a manual for pediatric house officers，ed 17，St Louis，2007，Mosby.）

质血症，盐摄入减少

Urine Specific Gravity
尿比重

正常范围：1.005～1.030

表114 非结晶和结晶尿沉渣特点

物质	描述	尿 pH			溶解性和备注
		酸性	中性	碱性	
氨苄西林	不常见；高剂量，无色；长棱镜形成簇，束	+	-	-	
胆红素	红棕色；非结晶针样，菱形或立方体，也可以是有色尿酸结晶	+	-	-	溶解于碱性、酸性、丙酮和氯仿
胆固醇	极少见；无色；转角缺口的平板；伴脂肪管型和椭圆形脂肪体	+	+	-	易溶于氯仿、乙醚、和热乙醇
碳酸钙	无色；小颗粒成对，4个一组；球形；很少是针样	-	+	+	溶于乙酸起泡
草酸钙	二水化合物：常见；无色；小折射单水化合物八面体；不常见；哑铃和椭圆长方形	+	+	+	溶于稀盐酸
胱氨酸	无色；六角形，通常是层状；快速被细菌破坏；可能与尿酸混合，但胱氨酸可溶于稀盐酸	+	-	-	溶于碱性溶液（特别是氨）和稀盐酸；不溶于沸水、乙酸、乙醇、乙醚；用于氰化物—硝普钠反应
血红素	小，双类晶石状，见于血红蛋白尿	+	-	-	
含铁血黄素	金棕色；颗粒团块，位于细胞中，可有管型	+	+	-	蓝色与普鲁士蓝
苯甲酰氨基乙酸	罕见；无色；针状，菱形板和四边块镜样；区别于磷酸盐	+	+	+	溶于热水和碱；不溶于乙酸

续表

物质	描述	尿 pH			溶解性和备注
		酸性	中性	碱性	
靛蓝	罕见；蓝色；非晶态或小晶体；或呈现为其他晶体的颜色	+	+	+	非常易溶于氯仿，可溶于乙醚，不溶于丙酮
磷酸盐					
非晶态磷酸盐（镁、钙）	无色；细的颗粒状沉淀物	-	+	+	不溶于热水；可溶于乙酸，稀盐酸
磷酸氢钙	不常见；无色；星形或长条状，薄棱镜或针样；玫瑰花样	sl	+	sl	微溶于稀乙酸，可溶于稀盐酸
三磷酸盐（铵、镁）	常见形式；无色；三到六面棱镜样，棺盖样；较少见为：扁平的，叶片状，薄片样	-	+	+	可溶于稀乙酸
造影剂（泛影葡胺）	静脉注射用造影剂：无色；薄菱板样，部分有缺口，类似胆固醇结晶；逆行造影用造影剂：无色；长尖晶体状	+	-	-	可溶于 10% 氢氧化钠；不溶于乙醚和氯仿；尿液中比重高；可通过颜色干预极化
磺胺类					
乙酰磺胺嘧啶	偏心麦捆样	+	-	-	
乙酰磺胺甲恶唑	棕色；致密球形或不规则分裂球形	+	-	-	
磺胺嘧啶	棕色；致密球状	+	-	-	可溶于丙酮

续表

物质	描述	尿 pH 酸性	尿 pH 中性	尿 pH 碱性	溶解性和备注
酪氨酸	罕见；无色或黄色，聚集后呈黑色；针捆样或玫瑰花样	+	−	−	可溶于碱，稀无机酸，相对可溶于热水；不溶于乙醇，乙醚
非晶形尿酸盐					
非晶态（钙、镁、钠、钾）	常见；无色至黄褐色；无定形，颗粒状沉淀	+	+	−	可溶于稀碱；60℃（140℉）及以下可溶；浓盐酸或乙酸中可变成尿酸晶体
尿酸钠盐	无色；针状或非晶状沉淀物	+	−	−	可溶于60℃（140℉）；冰乙酸中可变为尿酸
尿酸盐（钠、钾、铵）	棕色的；小的，球形的；簇状	sl	+	−	60℃（140℉）下乙酸中可溶，可溶于强碱，浓盐酸或乙酸中可变为尿酸
双尿酸铵	常见于久置尿液中；深黄色或棕色；球样或"刺苹果"样（带角的球体）	−	+	+	可溶于碱；不溶于乙醇和乙酸，可通过颜色干预钝化
尿酸	常见；黄色，红棕色，棕色；形状各样：菱形，四边板样，玫瑰花样，柠檬石样；少见，无色六边形样	+	−	−	
黄嘌呤	稀有，无色，小的，菱形板样	+	+	−	可溶于碱，可溶于热水，不溶于乙酸

sl, 轻微的。

From McPherson RA, Pincus MR: Henry's clinical diagnosis and management by laboratory methods, ed 23, St Louis, 2017, Elsevier.

271

表 115　尿电解质 * 在低钾血症中的鉴别

情况	尿电解质	
	Na$^+$	Cl$^-$
呕吐		
近期	高†	低‡
长期	低	低
利尿		
近期	高	高
长期	低	低
腹泻或滥用泻药	低	高
巴特综合征或 Gitelman 综合征	高	高

* 在多尿状态下，不以这种方式评估尿液电解质。

† 高＝尿浓度＞ 15 mmol/L。

‡ 低＝尿浓度＜ 15 mmol/L。

From Vincent JL et al：Textbook of critical care，ed 6，Philadelphia，2011，WB Saunders.

表 116　急性肾损伤（AKI）的尿液分析结果

肾功能紊乱病因	尿液化学	尿沉渣
肾前性	$U_{Na} < 20$ mmol/L；$FE_{Na} < 1\%$；$FE_{urea} < 35\%$	正常或接近正常（透明管型和少量颗粒管型）
急性肾小管坏死	$U_{Na} > 40$ mmol/L；$FE_{Na} > 2\%$；$FE_{urea} > 60\%$	肾小管上皮细胞，上皮细胞管型，粗颗粒（泥棕色）管型
急性间质性肾炎	可变；可能 $U_{Na} > 40$ mmol/L；可能 $FE_{Na} > 2\%$	红细胞，白细胞，白细胞管型，嗜酸性粒细胞
急性肾小球肾炎	可变；可能 $U_{Na} < 20$ mmol/L；可能 $FE_{Na} < 1\%$	红细胞（变形），红细胞管型
急性血管疾病	可变；可能 $U_{Na} < 20$ mmol/L；可能 $FE_{Na} < 1\%$	红细胞，HUS/TTP 中的红细胞管型，动脉粥样硬化性疾病中的嗜酸性粒细胞
结晶相关 AKI	可变	结晶尿；肿瘤溶解综合征中的尿酸结晶；乙二醇摄入引起的草酸钙晶体；药物晶体（阿昔洛韦、氨甲蝶呤、茚地那韦、氨苯蝶啶、磺胺嘧啶）

续表

肾功能紊乱病因	尿液化学	尿沉渣
梗阻性肾病	可变：早期可能 U_{Na} ＜ 20 mmol/L，FE_{Na} ＜ 1%；晚期可能 U_{Na} ＞ 40 mmol/L，FE_{Na} ＞ 2%	正常或可见红细胞、白细胞和结晶

FE_{Na}，钠排泄分数；FE_{urea}，尿素排泄分数；HUS，溶血性尿毒综合征；TTP，血栓性血小板减少性紫癜；U_{Na}，尿钠浓度。

From Parrillo JE, Dellinger RP: Critical care medicine, principles of diagnosis and management in the adult, ed 4, Philadelphia, 2014, Elsevier.

升高原因：脱水，失水过多（呕吐、腹泻、发热），X 线造影剂，糖尿病，充血性心力衰竭，抗利尿激素分泌不当综合征，肾上腺功能不全，水摄入减少

降低原因：尿崩症，肾病（肾小球肾炎、肾盂肾炎），水摄入过多或静脉补液过多

Urine Vanillylmandelic Acid（VMA）
尿香草扁桃酸（VMA）

正常范围：＜ 6.8 mg/24 h [＜ 35 μmol/d（CF：5.046；SMI：1 μmol/d）]

升高原因：嗜铬细胞瘤，神经母细胞瘤，恶性神经节瘤，药物（异丙肾上腺素、甲硫脲、左旋多巴、氯丙嗪），极度应激，摄入香蕉、巧克力、香草、茶、咖啡后

降低原因：药物（单胺氧化酶抑制剂、利血平、胍乙啶、甲基多巴）

刘孜卓　译　王科宇　审校

Varicella-Zoster Virus（VZV）Serology
水痘-带状疱疹病毒（VZV）血清学

试验说明： 可对全血、组织、皮肤损伤和脑脊液进行检测

Vasoactive Intestinal Peptide（VIP）
血管活性肠肽（VIP）

正常： < 50 pg/ml

升高： 胰腺 VIP 瘤，神经母细胞瘤，胰岛细胞增生，肝病，多发性内分泌肿瘤（MEN），神经节细胞瘤，神经节神经母细胞瘤

VDRL

正常范围： 阴性

阳性见于： 梅毒，其他密螺旋体疾病（雅司病、品他病、非性病性梅毒）

注：在系统性红斑狼疮和其他自身免疫性疾病、传染性单核细胞增多症、HIV 感染、非典型肺炎、疟疾、麻风、斑疹伤寒、鼠咬热、回归热的患者中可出现假阳性。

注：梅毒血清学试验的解释见表 117。

表 117　梅毒血清学试验的解释

非密螺旋体试验	密螺旋体试验	结果解读：是否存在梅毒？*
无反应	无反应	血清学试验阴性并不排除早期原发性梅毒。13% ～ 30% 早期梅毒患者的梅毒螺旋体微凝集试验阴性；约 30% 患者出现下疳，但反应素试验阴性；约 10% 患者 FTA-ABS 试验阴性。只有极少数患者出现晚期梅毒。既往充分治疗后的梅毒就可能产生该结果，但密螺旋体试验通常仍有反应性
	有反应	在 10% 的下疳患者中得到该结果。密螺旋体试验可能在反应素试验前不久转为阳性。几天后复查反应素试验通常是阳性的。在充分治疗的

非密螺旋体试验	密螺旋体试验	结果解读：是否存在梅毒？*
		早期梅毒中，反应素试验可能在 1～2 年内恢复无反应，而密螺旋体试验通常不会。反应素试验阴性不能排除晚期梅毒。对未经治疗的晚期梅毒，反应素试验的敏感性低于密螺旋体试验。在继发性梅毒中，高反应性血清在未经稀释的反应素试验显示阴性的情况少见，因为相对抗体过量会抑制凝集反应。在密螺旋体试验中未出现过这种情况。定量反应素试验呈阳性。40% 的莱姆病患者的密螺旋体试验出现假阳性
有反应	临界无反应（FTA-ABS）	该表现不能作为梅毒的诊断依据，而是典型的生物学假阳性反应。不能诊断梅毒；大多数患者（90%）没有梅毒的临床或血清学证据。建议进行复查。慢性临界结果与梅毒以外的多种疾病有关
	串珠反应（FTA-ABS）	不能诊断梅毒。见于胶原血管疾病 梅毒或其他密螺旋体疾病的诊断结果。在得到充分治疗的梅毒中，预期（1）在充分的治疗后，反应素试验可能仍然呈阳性，但是滴度持续下降 4 倍;（2）在充分的治疗后密螺旋体试验仍然呈阳性。 非密螺旋体和密螺旋体试验同时出现假阳性的情况很罕见。该检测方法不能排除梅毒

FTA-ABS，荧光密螺旋体抗体吸收试验。

* 血清学数据必须始终根据临床总体评估进行解释。仅根据血清学标准进行诊断是错误的。当临床表现与血清学试验明显冲突时，应复查血清学试验或转至参考实验室进行确认。

From Stein JH（ed）: Internal medicine, ed 4, St Louis, 1994, Mosby.

Viscosity（serum）
黏度（血清）

正常范围：1.4～1.8，相对于水（1.10～1.22 厘泊）

升高原因：单克隆丙种球蛋白病（瓦尔登斯特伦巨球蛋白血症、多发性骨髓瘤），高纤维蛋白原血症，系统性红斑狼疮，类风湿关节炎，红细胞增多症，白血病

Vitamin B12（cobalamin）
维生素 B12（钴胺素）

关于钴胺素缺乏症的病因生理分类，见框 34。

表 118 总结了血清钴胺素水平假阳性和假阴性的原因。表 119 描述了用钴胺素或叶酸治疗无效的巨幼细胞增多症的原因。表 120 总结了用钴胺素或叶酸预防的适应证。

正常： 190 ～ 900 ng/ml

维生素 B12 缺乏的原因：

a. 恶性贫血（抗内因子和胃壁细胞的抗体）

框 34　钴胺素缺乏症的病理生理分类

营养钴胺素缺乏症（钴胺摄入量不足）：素食者，贫困的近素食者，恶性贫血母亲的母乳喂养婴儿

胃内异常事件（食物钴胺素蛋白水解不足）：萎缩性胃炎，胃酸过少，质子泵抑制剂，H_2 阻滞剂

胃黏膜缺失／萎缩（缺乏内因子）：全胃切除术或部分胃切除术、成人和青少年恶性贫血、腐蚀性破坏（碱液）

小肠腔内的异常情况

　胰蛋白酶不足（R 因子钴胺素未降解，钴胺素未转移至内因子）

　胰蛋白酶不充分：胰腺功能不全

　胰蛋白酶失活：佐林格-埃利森综合征

　肠腔钴胺素占位（钴胺素与内因子结合不足）

　细菌停滞综合征（盲袢、憩室、狭窄、瘘管、吻合），肠动力受损（硬皮病），低丙种球蛋白血症

　阔节裂头绦虫（鱼绦虫）

回肠黏膜内因子-钴胺素受体紊乱［内因子-甲钴胺未与内因子-甲钴胺受体（Cubam 受体）结合］

　Cubam 受体减少或缺失：回肠旁路／切除／瘘管

　黏膜结构／功能异常：热带／非热带口炎性腹泻，克罗恩病，结核性回肠炎、淀粉样变性

　Cubam 受体缺陷：Imerslund-Gräsbeck 综合征

　药物作用：二甲双胍、考来烯胺、秋水仙碱、新霉素

血浆钴胺素转运失调［钴胺传递蛋白（TCⅡ）- 钴胺素未递送至 TCⅡ受体］：先天性 TCⅡ缺陷，TCⅡ- 钴胺与 TCⅡ受体结合缺陷（罕见）

　代谢紊乱（细胞不能利用钴胺素）

　酶先天异常：cblA ～ cblG 紊乱

　获得性疾病（使钴胺素不可逆氧化而失活）：一氧化二氮

From Hoffman R: Hematology: Basic principles and practice, ed 6, Philadelphia, 2013, WB Saunders.

表 118　血清钴胺素：假阳性和假阴性试验结果

无真性钴胺素缺乏症时，血清钴胺素假性降低

叶酸缺乏（1/3 患者）

多发性骨髓瘤

TC Ⅰ 缺乏

大剂量维生素 C 治疗

真性钴胺素缺乏症时，血清钴胺素假性升高 *

钴胺结合物（TC Ⅰ 和 Ⅱ）增加（如骨髓增生状态、肝癌和肝纤维板层肿瘤）

产生 TC Ⅱ 的巨噬细胞被激活（如自身免疫性疾病、单核细胞白血病和淋巴瘤）

肝细胞释放钴胺素（如活动性肝病）

高效价血清抗 IF 抗体

IF，内因子；TC，钴胺传递蛋白。

* 虽然血清中钴胺素水平并不等同于钴胺素缺乏症，但有 5% 的真性钴胺素缺乏症患者钴胺素低于正常水平，这是一个潜在的严重问题，因为如果不加以纠正，患者潜在的钴胺素缺乏症将会恶化。

From Hoffman R et al：Hematology，basic principles and practice，ed 6，Philadelphia，2013，WB Saunders.

表 119　用钴胺素或叶酸治疗无反应的巨幼细胞增多症的原因

误诊

仅用一种维生素治疗叶酸和钴胺素联合缺乏症

伴发缺铁

血红蛋白相关疾病（如镰状细胞病、地中海贫血）

慢性病贫血

甲状腺功能减退

From Hoffman R：Hematology，basic principles and practice，ed 7，Philadelphia，2018，Elsevier.

表 120　钴胺素或叶酸预防的适应证

钴胺素预防

特殊饮食的婴儿[a]

早产儿

母亲患有恶性贫血的婴儿[a]

母亲患有营养性钴胺素缺乏症的婴儿或儿童

素食主义与贫困所致的近素食主义

全胃切除术[b]

叶酸预防 [c]

所有计划怀孕的妇女（每日至少 400 μg）[d]

妊娠和哺乳、早产儿

有神经管缺陷婴儿分娩风险的母亲 [e, f]

溶血性贫血 / 血液增生过度状态

类风湿关节炎或银屑病患者接受氨甲蝶呤治疗 [g]

服用抗癫痫药物的患者

溃疡性结肠炎患者

---

[a] 对于素食者，口服钴胺素（每日 5 ~ 10 μg）即可满足预防需要。在所有其他涉及钴胺素吸收异常的情况下，每天口服 1000 μg 钴胺素，确保钴胺素转运通过被动扩散穿过肠道的以满足日常需要。

[b] 考虑到钴胺素缺乏症和铁吸收障碍的发展晚期（口服钴胺素和铁预防）。

[c] 在开始长期叶酸预防之前，确保患者没有钴胺素缺乏症。

[d] 预防神经管缺陷的首次发生。

[e] 前次分娩有神经管缺陷（如无脑儿、脊柱裂、脑膜膨出）的婴儿，其随后分娩神经管缺陷婴儿的风险增加 10 倍。

[f] 叶酸（每日 4 mg）在围孕期和妊娠前 3 个月服用。

[g] 降低抗叶酸制剂的毒性。

From Hoffman R：Hematology，basic principles and practice，ed 7，Philadelphia，2018，Elsevier.

b. 饮食（严格的乳蛋素食主义者、特殊饮食者）

c. 吸收不良［胃酸缺乏症、胃切除术、回肠切除术、胰腺功能不全、药物（奥美拉唑、考来烯胺）］

严重叶酸缺乏症患者、使用高剂量抗坏血酸患者以及在核医学研究后测量钴胺素浓度时（放射性干扰甲钴胺放射免疫分析），会出现假性降低。

在严重肝病和慢性粒细胞白血病患者中，钴胺素缺乏症患者可出现假性升高或正常水平。

无贫血或大红细胞并不排除钴胺素缺乏症的诊断。

Vitamin D，1,25 Dihydroxy Calciferol
维生素 D，1,25- 二羟基钙化醇

正常： 16 ~ 65 pg/ml

升高原因： 肿瘤钙化，原发性甲状旁腺功能亢进症，结节病，结核，特发性高钙尿症

降低原因： 营养缺乏，绝经后骨质疏松，慢性肾衰竭，甲状旁腺功能减退，肿瘤性骨软化，佝偻病，血铅水平升高。表 121 比较

表 121　各种疾病患者的血清钙、磷和维生素 D 水平

疾病	钙	25（OH）D	1,25（OH）D	磷酸盐
25（OH）D 中毒	升高	升高	降低 / 正常	正常 / 升高
原发性甲状旁腺功能亢进症	升高	正常	正常 / 升高	降低
继发性甲状旁腺功能亢进症	降低	降低 / 正常 / 升高	降低 / 正常 / 升高	降低 / 正常 / 升高
三发性甲状旁腺功能亢进症	正常 / 升高 *	降低 / 正常 / 升高	降低 / 正常 / 升高	降低 / 正常 / 升高
恶性肿瘤	升高	正常	降低 / 正常	降低
维生素 D 缺乏	降低	降低	降低 / 正常 / 升高	降低
肾衰竭	降低	正常	降低	升高
高磷血症	降低	正常	降低	升高
维生素 D 佝偻病 I 型、II 型	降低	正常 / 升高	降低 / 正常 / 升高	降低
肉芽肿性疾病（肉瘤样病变 /TB）	升高	降低 / 正常 / 升高	升高	正常 / 升高
绝经后骨质疏松症	正常	正常	正常	正常
老年性骨质疏松症	正常	正常	正常	正常
骨软化症	降低 / 正常	降低 / 正常	降低	降低 / 正常 / 升高

* 在同时存在 1,25（OH）$_2$D$_3$ 缺乏时，钙可能正常。

TB，结核。

From McPherson RA，Pincus MR：Henry's clinical diagnosis and management by laboratory methods，ed 23，St Louis，2017，Elsevier.

了各种疾病的维生素 D 水平。图 61 说明了维生素 D 的生理学。

Vitamin K
维生素 K

正常：0.10 ～ 2.20 ng/ml

降低原因：原发性胆汁性肝硬化，抗凝剂，抗生素，考来烯胺，胃肠道疾病，胰腺疾病，囊性纤维化，梗阻性黄疸，低凝血酶原血症，新生儿出血性疾病

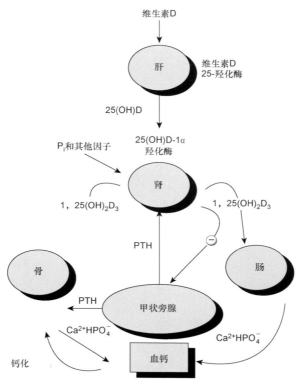

图 61 **维生素 D 生理学。** Pi, 无机磷酸盐; PTH, 甲状旁腺激素 (From Ronco C: Critical care nephrology, ed 3, Philadelphia, 2019, Elsevier.)

Von Willebrand Factor
血管性血友病因子

正常: 水平因血型而异; O 型: 50 ～ 150 U/dl; 非 O 型: 90 ～ 200 U/dl

降低原因: 血管性血友病 (然而, 在 Ⅱ 型血管性血友病中, 其抗原可能正常但功能受损)